SABIDURÍA ESENCIAL

para tu bienestar personal integral

Esperanza Granados-Bezi

Copyright © 2025 Esperanza Granados-Bezi
Todos los derechos reservados.

Ninguna parte de este libro puede ser producida, almacenada en un sistema de recuperación o transmitida por ningún medio sin el permiso escrito de la autora.

ISBN:

978-1-917327-04-6: Paperback

Dedicatoria

A mi hijo Oscar Didier, mi tesoro más preciado, y la mayor inspiración en cada uno de mis logros. Con amor, siempre.

A mi esposo Octavio Oscar, el mejor compañero para compartir este maravilloso viaje de la vida.

A todas las personas que luchan por alcanzar una salud y una felicidad duraderas

Reconocimientos

Me gustaría dar las gracias a mi querido hermano Gerardo Granados por ser el segundo pilar de este libro. Aprecio su paciencia inagotable, su apoyo técnico incondicional y su fe en mis diversos proyectos.

Este libro ha sido posible gracias a la colaboración de un grupo de personas generosas y brillantes que revisaron mis borradores, aportando valiosas sugerencias para mejorarlos.

Sobre la autora

La doctora Esperanza Granados-Bezi es profesora e investigadora en las áreas de Educación, Salud y Bienestar. Ella cree que la responsabilidad más urgente de cada persona debe ser mantener su cuerpo y mente en óptimas condiciones durante toda la vida. Piensa que lograr una buena salud está en nuestras manos, y por esta razón, se ha convertido en defensora del desarrollo de hábitos saludables para alcanzar un bienestar duradero y prevenir las enfermedades crónicas.

Índice

Dedicatoria ii

Reconocimientos iii

Sobre la autora iv

Introducción vii

Capítulo 1: Fundamentos del bienestar personal 1

Capítulo 2: Comprensión de conceptos nutricionales y de la ingesta calórica 8

Capítulo 3: Desarrollo de hábitos alimenticios saludables 21

Capítulo 4: Obesidad y control de la pérdida de peso 47

Capítulo 5: Beneficios del ejercicio para el bienestar 65

    Tipos de ejercicio y niveles de condición física.... 68

    Niveles de condición física 74

    Pautas de actividad física para personas de diversas edades 75

    Estrategias para aumentar la actividad física 79

Capítulo 6: Factores que afectan la salud emocional y mental 84

Capítulo 7: Comprensión de adicciones y conductas compulsivas 114

    Causas de adicción y factores de riesgo 118

Tipos de adicciones 118

Capítulo 8: Cambio de hábitos perjudiciales para la salud 124

Capítulo 9: Desintoxicación tecnológica para recobrar la salud mental 135

Capítulo 10: Beneficios de las prácticas espirituales y religiosas en el bienestar... 145

Capítulo 11: Relajación: alivio del estrés de forma natural y eficaz 154

Capítulo 12: Exámenes médicos preventivos imprescindibles para adultos 169

Capítulo 13: Trastornos y enfermedades y crónicas prevenibles 181

Capítulo 14: Impacto del medio ambiente en nuestra salud 191

　　Responsabilidad de proteger el planeta y nuestra vida 192

　　Impacto del entorno en nuestro bienestar 199

Introducción

Es una creencia común que nuestro código genético y circunstancias personales determinan nuestro bienestar y calidad de vida. Sin embargo, las decisiones cotidianas que tomamos respecto a la alimentación, el ejercicio, las relaciones, las finanzas y otras cuestiones prácticas, pueden tener un impacto aún mayor en lo equilibrada y plena que pueda llegar a ser nuestra vida. Los genes no marcan nuestro destino sino nosotros mismos, y son nuestras decisiones, acciones y pensamientos los que determinan nuestro futuro. De este modo, podemos elegir sobreponernos a la genética y diseñar una vida a nuestra medida.

Estoy convencida de que, aunque no podamos cambiar todos los aspectos de nosotros mismos o del mundo, la mayoría de las personas pueden crear el tipo de existencia que desean. De hecho, podemos convertirnos en arquitectos de nuestro destino una vez reconozcamos que nuestras actitudes y hábitos pueden mejorar o perjudicar nuestra salud y felicidad. Por otra parte, también podemos recuperarnos de traumas personales, superar el abuso de sustancias o controlar nuestro peso, entre otras cosas.

En la vida, hace falta disciplina, fortaleza y buen juicio para enfrentar los momentos difíciles y alcanzar nuestros objetivos. Pero desarrollar el buen juicio no implica convertirnos en expertos en psicología, medicina o filosofía. El secreto para llevar una vida satisfactoria y exitosa reside en adquirir o aumentar nuestra sabiduría para adoptar comportamientos que nos puedan conducir a estilos de vida más sanos y equilibrados.

La sabiduría se ha definido como la capacidad de lograr vidas plenas tomando decisiones sensatas y racionales. Está relacionada con cultivar el buen juicio para superar los retos de la vida y buscar alternativas para salir adelante. La sabiduría nos permite aplicar los conocimientos con eficacia, adaptarnos a los cambios de vida, aprender de las experiencias pasadas y buscar ayuda o apoyo cuando sea necesario. No basta con aprender lo que es mejor para nosotros, sino que debemos ponerlo en práctica.

Aunque la educación y la experiencia contribuyen a aumentar la sabiduría, éstas no garantizan que una persona sea más sabia. Tener información conduce a la sabiduría cuando el conocimiento fomenta la realización y satisfacción personales. Por otra parte, las experiencias aumentan nuestra sabiduría cuando reflexionamos sobre ellas y nos ayudan a conocernos mejor y a comprender a los demás.

Los principales componentes de la sabiduría son un enfoque realista de la vida para tomar buenas decisiones; la capacidad de resolver problemas y de evaluar los riesgos y las consecuencias de nuestras acciones; la capacidad de aprender de nuestros errores;

la sensibilidad para identificar y modificar los defectos y hábitos que nos perjudican; y la disposición de aceptar críticas constructivas o consejos de quienes nos aman. La sabiduría suele asociarse con la prudencia, la responsabilidad, la disciplina, la integridad, la paciencia y la gratitud.

El primer paso en mi búsqueda de la sabiduría me condujo a investigar las estrategias más eficaces para lograr un bienestar duradero. Una de las primeras lecciones que aprendí fue que lograrlo depende de la forma en que elegimos vivir. Así pues, es crucial aprender a cuidarnos porque adoptar comportamientos perjudiciales o autodestructivos nos enferma y nos hace sentir vacíos e infelices.

Aunque vivimos en una época de investigaciones científicas sin precedentes, algunas personas dan por sentada su salud física, mental o emocional, y desarrollan hábitos que les resultan convenientes o que sólo les aportan gratificación a corto plazo. Suele ocurrir que olvidamos que nuestro cuerpo y cerebro son tesoros extraordinarios que hemos recibido en excelentes condiciones para disfrutar nuestra vida y desarrollar todo nuestro potencial.

Hace algunos años me mudé a una comunidad de personas mayores activas, donde he visto de primera mano las consecuencias de las decisiones personales sobre cómo vivimos y envejecemos. Observando a algunos de mis vecinos se me ha hecho evidente la forma en que nuestros hábitos cotidianos nos ayudan a desafiar las leyes del tiempo o nos conducen al deterioro precoz de nuestros cuerpos y mentes.

He conocido personas de mediana edad que tienen problemas para realizar actividades cotidianas rutinarias debido a un peso excesivo o a un estilo de vida sedentario. Afortunadamente, también observo que hay muchas personas mayores autónomas, sanas y en excelente forma. A pesar de su avanzada edad, continúan interactuando con sus vecinos y siguen disfrutando de sus años de jubilación.

Sin duda, envejecer es inevitable, pero la forma en que actuemos en nuestra juventud y en nuestra vida adulta nos permitirá disfrutar de nuestros años dorados o nos convertirá en personas frágiles, físicamente discapacitadas e incluso con problemas mentales. En consecuencia, nuestra responsabilidad más urgente es mantener nuestro cuerpo y mente en condiciones óptimas en cada etapa de la vida. El autocuidado es crucial para un bienestar permanente.

En mi búsqueda de la sabiduría, he descubierto muchas ideas valiosas para vivir de forma sana y beneficiosa. Al mismo tiempo, he descubierto la vocación de motivar a las personas a convertirse en la mejor versión de sí mismas. Sé con certeza que, independientemente de la edad, todos necesitamos orientación y apoyo para aprender a vivir bien, crecer y prosperar.

El propósito de este libro es persuadir a los lectores de que todos necesitamos fomentar buenos hábitos de vida. Este texto contiene principios prácticos que puedes usar para llevar una vida más equilibrada. Reconozco que existe una buena cantidad de publicaciones de amplia difusión que promueven principios de vida sana.

Sin embargo, revisar estos recursos puede requerir mucho tiempo y resultarte abrumador, dado que abundan los enfoques contradictorios y la desinformación.

En mi carrera como educadora he aprendido que la información debe presentarse de forma concisa y simplificada para poder comprenderse, recordarse y ponerse en práctica fácilmente. Además, como apasionada defensora del bienestar permanente, puedo garantizar que las estrategias que se analizan en este texto me han ayudado a envejecer sanamente. No tengo duda de que estos principios también pueden beneficiar a otras personas que deseen disfrutar de los gratificantes resultados de una longevidad en buena forma física y mental.

Puedes explorar el contenido de este libro en el orden en que ha sido presentado, es decir, desde el primer capítulo hasta el último, o seleccionar temas al azar. De cualquier modo, te recomiendo leer mis observaciones y sugerencias cuidadosamente, utilizando el texto como referencia o guía hacia un estilo de vida más sano y satisfactorio.

Finalmente, te recomiendo que incorpores la información proporcionada a tus rutinas diarias. Ésta es la forma ideal de asumir la responsabilidad de alcanzar una salud óptima. El primer paso en esa dirección empieza por hacer un trabajo de reflexión y dar respuestas concretas a las preguntas que aparecen al final de cada capítulo.

Fundamentos del libro:

- La genética o las circunstancias de la vida no controlan totalmente nuestro destino; nuestras acciones, hábitos y decisiones afectan en mayor medida nuestro bienestar físico, mental y emocional.

- La mayoría de la gente puede transformar su vida aumentando su sabiduría, cambiando su mentalidad y sus comportamientos perjudiciales o superando las adicciones.

- La sabiduría es la capacidad de lograr vidas satisfactorias y plenas cultivando el buen juicio para tomar decisiones sensatas e inteligentes.

- Las decisiones inteligentes resultan del aumento e interiorización de los conocimientos, el desarrollo de la autoconciencia, el aprendizaje de nuestros errores y la aceptación de las críticas constructivas.

- El valor que nos damos a nosotros mismos se refleja en nuestra autoestima, y tiene un impacto directo en las decisiones que tomamos cada día.

- Las decisiones diarias pueden acercarnos a la mejor versión de nosotros mismos o determinar el número de pesares que tendremos mañana, dentro de cinco años o por el resto de nuestra vida.

- Las personas sabias practican el autocuidado y no descuidan ni maltratan su cuerpo con comportamientos autodestructivos como comer en exceso, usar drogas, conducir de forma temeraria, etc.

- Toda persona necesita orientación, inspiración y apoyo para desarrollar la sabiduría y lograr una vida equilibrada.

- Cuando el autocuidado se convierte en una prioridad en nuestra vida, hacemos la mejor inversión en nosotros mismos y en nuestra felicidad dado que ninguna posesión es tan valiosa como nuestra salud.
- Mantener nuestro cuerpo y nuestra mente en condiciones óptimas requiere disciplina y sacrificio, pero vivir libres de dolor es la mejor recompensa.
- Envejecer es inevitable, pero el autocuidado conduce a un bienestar duradero, previniendo las enfermedades crónicas, la discapacidad y la muerte prematura.
- La salud y el bienestar óptimos son esenciales para llevar una vida, grata, productiva y exitosa.
- Independientemente del estado actual de nuestra salud, la recuperación es posible con la actitud, adecuada, el enfoque efectivo y el apoyo solidario.
- El cambio sólo se produce cuando estamos decididos y comprometidos a adoptar un estilo de vida más sano, dando prioridad a estos esfuerzos para alcanzar el éxito.

Capítulo 1:

Fundamentos del bienestar personal

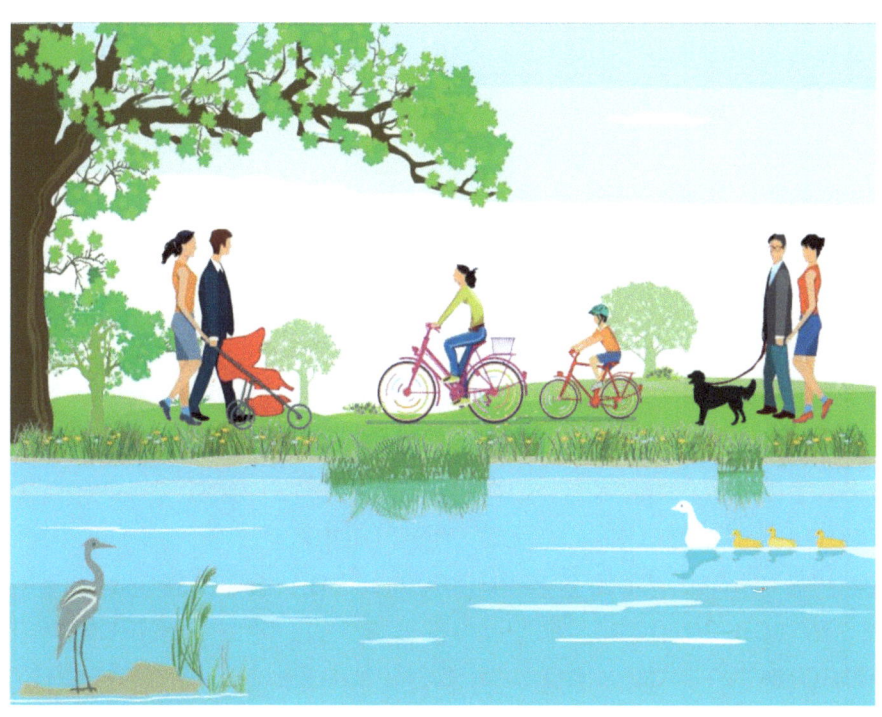

La Organización Mundial de la Salud afirma que la buena salud es "el estado de bienestar físico y emocional total". El bienestar físico se logra mediante el desarrollo de un estilo de vida que mejore nuestra salud y prevenga lesiones y enfermedades. Por su parte, el bienestar mental consiste en mantener una vida psicológica, social y emocional equilibrada.

Nuestro cuerpo y mente deben mantenerse en excelente forma por varias razones. En primer lugar, un cuerpo y una mente sanos nos permiten sentirnos motivados y enérgicos para afrontar nuestras responsabilidades diarias y disfrutar de los placeres de la vida. En segundo lugar, son esenciales para llevar una vida activa, productiva y satisfactoria. En tercer lugar, porque empezamos a envejecer desde que nacemos, y nuestros genes pueden predisponernos a desarrollar algunas enfermedades.

Desde el punto de vista médico, hay dos tipos de envejecimiento: el regular y el exitoso. El envejecimiento regular es el proceso natural de deterioro que experimentan nuestro cuerpo y mente con el paso del tiempo. Esta situación es inevitable y hace que todos seamos vulnerables a enfermedades y lesiones a medida que envejecemos. Por otra parte, el envejecimiento exitoso ocurre cuando una persona puede mantener un buen nivel de salud física y mental a medida que envejece. Aunque el envejecimiento regular afecta a todo el mundo, el envejecimiento exitoso es un proceso que puede gestionarse y mejorarse de forma individual.

Un envejecimiento beneficioso se logra mediante el desarrollo de hábitos de vida saludables, la estimulación mental y la actividad física regular. Seguir una dieta alimenticia equilibrada, hacer ejercicio con regularidad y dormir lo suficiente son factores esenciales para envejecer satisfactoriamente. Además, la estimulación mental es importante para mantener el cerebro activo y sano, y puede lograrse con actividades como los juegos de ingenio y la lectura. La actividad física regular también ayuda a reducir el riesgo de enfermedades y lesiones y puede contribuir a mantener la autonomía de los adultos mayores. Envejecer con éxito es estar física y mentalmente ágiles hasta bien entrados los 80 o los 90 años. (Actualmente hay en el mundo unos 125 millones de personas mayores de 80 años, y en 2050 habrá alrededor de 450 millones).

Nuestra salud física es determinada por diversos factores, como el índice de masa corporal (IMC), la condición física, la nutrición y los hábitos del sueño. (El IMC es una fórmula que proporciona una clasificación numérica de nuestra salud basada en nuestro peso y altura). Un cuerpo sano no es perfecto ni ideal, sino que representa nuestra mejor condición a cualquier edad y nos permite prevenir enfermedades degenerativas, lesiones y adicciones. Es posible que no podamos evitar enfermarnos, pero debemos asumir la responsabilidad de prevenir las enfermedades, independientemente de nuestra edad.

La salud mental está asociada con nuestra capacidad de disfrutar la vida, controlar el estrés, mantener buenas relaciones y tener un propósito de vida. Una buena salud mental nos ayuda a sacar mayor provecho de nuestras experiencias y a afrontar adversidades y retos. Nos permite tener una visión positiva de la vida y nos da fortaleza al afrontar momentos difíciles. Se manifiesta en nuestra capacidad de vivir en paz y armonía con nosotros mismos y con el mundo que nos rodea. Una mente sana no se ve afectada por trastornos, como el estrés excesivo, la ansiedad, la frustración, la ira y la depresión. Por tanto, tomar medidas para proteger nuestra salud mental es esencial para llevar una vida equilibrada y plena.

Muchos profesionales de la salud creen que aproximadamente la mitad de lo que afecta nuestra salud viene determinado por nuestras decisiones, y que los factores esenciales para envejecer bien pueden ser controlados por cada persona. Por ejemplo, someterse a revisiones médicas periódicas puede ayudar a alguien a detectar una enfermedad antes de que ésta se desarrolle por completo, evitando así una muerte prematura.

El Instituto Nacional de la Salud y la Organización Mundial de la Salud sostienen que, si más personas dejaran de fumar, adelgazaran e hicieran ejercicio con regularidad, se podrían prevenir alrededor del 80% de las enfermedades cardiacas, los accidentes cerebrovasculares y la diabetes, así como el 40% de los cánceres. Por consiguiente, nuestras acciones tienen un impacto directo en la mejora o el empeoramiento de una dolencia. Ser conscientes de nuestras decisiones y estar dispuestos a realizar los cambios de comportamiento necesarios incrementará significativamente nuestra esperanza de vida.

Si alguna parte de nuestro cuerpo sufre un daño importante, puede ser muy difícil, o casi imposible reemplazarla, lo cual repercutirá negativamente en nuestra calidad de vida. Las personas que se quieren a sí mismas no abusan de su cuerpo, ya sea comiendo en exceso o consumiendo drogas, etc. Además, no participan en actividades perjudiciales para su salud, como el exceso de velocidad, los encuentros sexuales casuales o los deportes extremos, ya que éstos a menudo pueden provocar o causar la muerte.

Mantener nuestro cuerpo y nuestra mente en las mejores condiciones requiere disciplina y sacrificios, pero vivir libres de dolor o malestar físico y emocional es altamente gratificante. Debemos aprender a modificar nuestros hábitos y comportamientos compulsivos porque interfieren con nuestra capacidad de tomar buenas decisiones y llevar un estilo de vida saludable. Una vez que disfrutemos de los beneficios de estar sanos y en excelente forma, es probable que no volvamos a descuidar nuestra salud.

Evidentemente, cada uno de nosotros es diferente; por lo tanto, el camino para alcanzar el máximo bienestar puede variar de una persona a otra. Sin embargo, los fundamentos de un estilo de vida sano son universales, y requieren que aprendamos a disfrutar de diversos placeres con moderación. Ah, y cuanto antes empecemos a proteger nuestro cuerpo, mayores serán nuestras posibilidades de mantener una buena salud por más tiempo.

Un paso vital en el camino hacia una vida más sana empieza por conocer los principios del bienestar y la mejor forma de prevenir las enfermedades. Este conocimiento debería llevarnos a poder identificar los comportamientos que benefician o perjudican nuestra propia salud. Después de decidir qué áreas necesitan mejora, debemos poner en práctica las recomendaciones dadas por los expertos.

Un buen consejo que puedo darte a priori es que dediques tiempo, esfuerzo y algo de dinero en crear la versión más saludable de ti mismo. Es una excelente inversión, dado que tu salud es tu mayor tesoro. Más aún, acepta que sólo tú tienes el poder de controlar tu destino y que serás tú quien más se beneficie de la sabiduría sobre el bienestar.

Para recordar:

- Un cuerpo y una mente sanos son esenciales para llevar una vida activa, productiva y satisfactoria.

- Una mente sana está libre de tensión, ansiedad, frustración, ira y depresión.

- Los cambios positivos de comportamiento aumentarán tu bienestar y te permitirán prevenir las enfermedades crónicas.

- Es muy difícil o casi imposible reemplazar los órganos gravemente afectados.

Preguntas para reflexionar

1. Cuando te miras en el espejo, ¿ves reflejada tu mejor versión para tu edad? (Explica)

2. ¿Qué necesitas en tu vida para sentirte más sano física y mentalmente?

3. En base a esta información, ¿cuáles son los dos cambios de comportamiento más urgentes que debes emprender?

Capítulo 2:

Comprensión de conceptos nutricionales y de la ingesta calórica

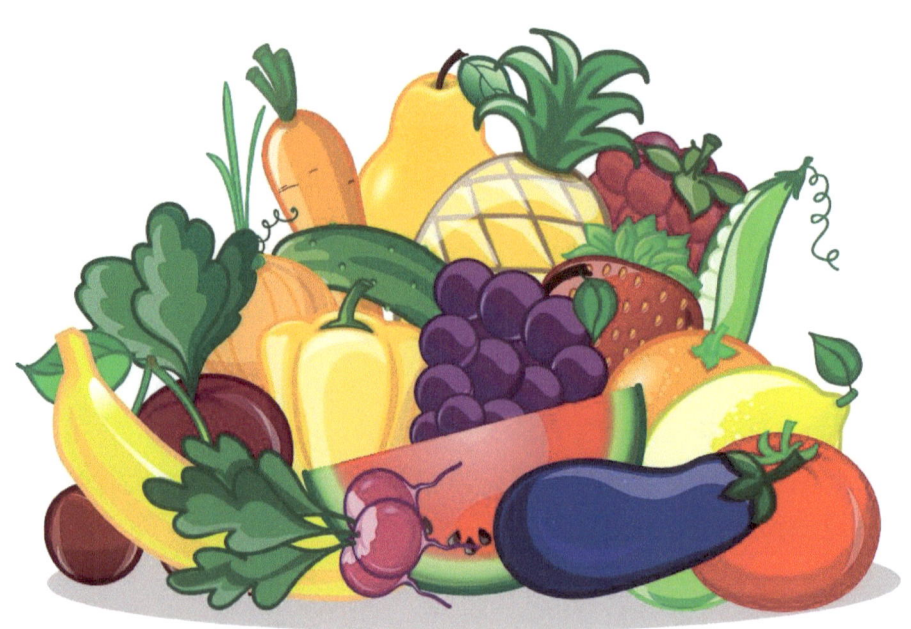

Una buena nutrición y unos buenos hábitos alimenticios son cruciales para nuestro bienestar. La comida debe nutrir y sostener tanto nuestro cuerpo como nuestra mente y proporcionarnos todos los elementos necesarios para mantenernos en óptimo estado de salud. Por consiguiente, es importante comprender los conceptos nutricionales básicos para poder tomar decisiones inteligentes al respecto. Puede que ya conozcas parte de esta información, pero siempre resulta útil tenerla presente.

Los alimentos están compuestos por uno o varios tipos de nutrientes esenciales: hidratos de carbono, grasas, proteínas, vitaminas, minerales y agua.

La digestión se produce cuando los nutrientes se extraen de los alimentos, se combinan con el oxígeno (suministrado por la respiración) y se transforman en nutrientes químicos y energía. En general, éstos se descomponen de la siguiente forma:

- carbohidratos en azúcares simples o glucosa
- grasas en ácidos grasos y glicerol
- proteínas en aminoácidos y sustancias químicas a partir de alimentos de origen vegetal.

Saber cómo se absorben los alimentos en el organismo también te ayudará a mantener una dieta equilibrada. Esta debe llevarnos a limitar, evitar o incrementar el consumo de ciertos alimentos.

Personalmente, no suelo demonizar ningún grupo de alimentos, aunque sugiero reducir al mínimo el consumo de azúcar, sal y alcohol. Además, creo firmemente en la regla 80/20, que recomienda comer alimentos sanos el 80% del tiempo.

Los carbohidratos son la principal fuente de glucosa en la sangre. La glucosa es un combustible fundamental para todas las células del cuerpo, y la única fuente de energía para el cerebro y los glóbulos rojos. Los carbohidratos ayudan a mantener los niveles de energía, agudizan las funciones mentales y reponen los músculos exhaustos. Sin embargo, no todos los carbohidratos son beneficiosos para nuestro organismo.

Existen dos tipos de carbohidratos: simples y compuestos. **Los carbohidratos simples** se digieren muy rápidamente y pasan inmediatamente al torrente sanguíneo. Incluyen los azúcares que se encuentran de forma natural en alimentos como las frutas, las verduras, la leche y los productos lácteos. También se encuentran en alimentos refinados o muy procesados, como el pan blanco, el arroz blanco, las galletas, los pasteles, la pasta, los refrescos y los dulces.

La mayoría de los programas de pérdida de peso recomiendan restringir o evitar los carbohidratos simples, procesados o no vegetales, porque contienen poco valor nutritivo y aportan "calorías vacías". Además, provocan un aumento rápido del nivel de azúcar, estimulando la liberación inmediata de insulina. Sin embargo, al cabo de una hora aproximadamente, hacen que nuestro nivel de azúcar en la sangre baje significativamente, dejándonos hambrientos, fatigados o somnolientos.

Consumir Carbohidratos simples nos lleva a querer comer más. Un consumo elevado de hidratos de carbono simples hace que nuestro cuerpo los almacene como grasa, lo que puede provocar obesidad.

Los Carbohidratos complejos tienen valores nutritivos más altos que los simples y son buenas fuentes de fibra, azúcar, vitaminas y minerales. Se digieren lentamente, lo que hace que nos sintamos llenos y satisfechos durante mucho más tiempo.

Los Carbohidratos deben consumirse en su forma natural, entera y sin procesar, para que nos proporcionen la energía que necesitamos y mantengan estables nuestros niveles de azúcar en la sangre. Los Carbohidratos complejos incluyen el pan y los cereales integrales, las legumbres y los granos. A continuación, tienes una lista de hidratos de carbono saludables y no saludables.

Carbohidratos saludables

- Frutas
- Vegetales
- Arroz y pasta integrales
- Cereales integrales (avena)
- Frutos secos y semillas
- Granos, soya y lentejas

> **Carbohidratos no saludables**
> - Jugo concentrado de fruta
> - Bebidas dulces y refrescos
> - Arroz blanco, pasta y pizza
> - Golosinas horneadas
> - Dulces y helados
> - Alimentos refinados o procesados

Las grasas. Aunque se ha puesto mucho énfasis en la necesidad de reducir el consumo de las grasas alimentarias, este macronutriente es esencial para proporcionar energía y optimizar nuestra salud. La grasa es la mayor fuente de energía disponible para el organismo y la que mantiene los niveles de insulina estables.

Desgraciadamente, la dieta moderna incluye cantidades excesivas de grasas, provenientes de comidas rápidas y frituras, lo que genera muchas enfermedades y trastornos en la salud. El consumo excesivo de grasas no saludables es uno de los principales factores que causan obesidad, hipertensión, cardiopatías coronarias y cáncer de colon, entre otros.

Las grasas saludables (o ácidos grasos esenciales) son necesarias para llevar una dieta equilibrada y se encuentran en su forma más benéfica en aceites de alta calidad, menos procesados y no hidrogenados. Entre los aceites saludables están el aceite de oliva extra virgen, el aceite de pescado y el aceite de sésamo. Una dieta que incluya alimentos ricos en grasas saludables promoverá una excelente salud mental y física.

Las grasas saturadas y las grasas trans se consideran poco saludables para la mayoría de la gente porque son difíciles de digerir y de quemar para proporcionar energía. Además, forman una placa en nuestras arterias, aumentando los niveles de triglicéridos y el colesterol malo. Deben reducirse al mínimo en nuestra dieta o, dependiendo de nuestra salud, evitarse por completo. A continuación, encontrarás una lista de grasas saludables y no saludables.

Grasas saludables

- Salmón, sardinas, atún, pescado y aves de corral
- Aceite de oliva, pescado, linaza y Coco
- Aguacate y edamame
- Queso y leche bajos en grasa
- Frutos secos, semillas y chia
- Huevos y chocolate negro

Grasas no saludables

- Hamburguesas, salchichas y tocino
- Carnes rojas y embutidos ricos en grasa
- La mayoría de las frituras y comidas rápidas
- Productos lácteos ricos en grasa.
- Salsas elaboradas con grasa animal
- Postres y dulces, incluidos los helados

Las proteínas son esenciales para el buen funcionamiento de nuestro organismo. Nos proporcionan energía duradera y son necesarias para producir hormonas, anticuerpos y enzimas. También ayudan a reparar los tejidos y a fortalecer los músculos. Las proteínas reducen el apetito porque se digieren lentamente, por lo que permanecen más tiempo en el tubo digestivo. La mayoría de los alimentos contienen algo de proteína, por lo que las fuentes disponibles son abundantes.

Cuando se consume proteína, el cuerpo la descompone en aminoácidos que pueden ser no esenciales o esenciales. Los aminoácidos no esenciales no dependen de nuestra dieta ya que nuestro cuerpo puede sintetizarlos a partir de otros aminoácidos. Se encuentran en diversos alimentos, como cereales, legumbres y verduras de hoja verde.

Los aminoácidos esenciales provienen de los alimentos que consumimos. Las proteínas producen ocho aminoácidos esenciales presentes en el pescado, las aves, la carne, el queso, los huevos y la leche. Aunque la carne de ganado vacuno se considera rica en grasas saturadas, puede formar parte de una dieta sana, siempre y cuando sea magra, se consuma con moderación y provenga de animales alimentados con pasto. Es necesario evitar las carnes procesadas como el tocino, las salchichas, el salami, el jamón serrano u otros embutidos ya que suelen estar asociadas con el cáncer, la diabetes, las enfermedades degenerativas y el hígado graso.

Al igual que el agua, los carbohidratos, las proteínas, las grasas, **las vitaminas** y **los minerales** son esenciales para la vida. Sin embargo, las vitaminas y los minerales suelen denominarse micronutrientes, simplemente porque se necesitan en cantidades relativamente pequeñas en comparación con los tres grupos nutricionales principales.

Es necesario recordar que, cuando se trata de mantener un cuerpo sano y prevenir enfermedades, los nutrientes de los alimentos son nuestra mejor medicina. En cambio, tomar suplementos y vitaminas sin receta puede ser una práctica un poco más delicada, dado que muchos de estos productos proceden de industrias no reguladas. De este modo, ni la eficacia ni la seguridad de suplementos y vitaminas deben ser demostradas mediante investigaciones, y las afirmaciones sobre sus beneficios pueden ser falsas.

La ingesta calórica

Las calorías. En nutrición, **las calorías** se refieren a la energía que las personas obtienen de lo que comen y beben y a la que utilizan en la actividad física. El número de calorías diarias que necesitamos depende de la edad, la estatura, el género y el nivel de actividad. La siguiente tabla que nos puede ayudar a determinar las calorías que necesitamos para satisfacer nuestras demandas energéticas. [1]

---

[1] (Fuente: Webmed.com)

Ingesta calórica diaria recomendada				
Género	Edad	Sedentario	Activo	Muy activo
Mujer	9 - 25	1500	1700	2100
	26 - 50	1800	1000	2200
	51 +	1600	1800	2000
Hombre	9 - 25	1600	1800	2200
	26 - 50	2300	2400	2600
	51 +	2100	2300	2400

Muchas dietas recomiendan contar calorías como una buena forma de controlar nuestra ingesta de alimentos; sin embargo, hacerlo puede resultar molesto y complicado para algunas personas. En mi opinión, reducir las raciones de comida es una mejor alternativa para controlar mi peso. Me he acostumbrado a ingerir raciones pequeñas y a dejar de comer en el momento en que me siento satisfecha. Usualmente, cuando como menos, me siento mejor y con más energía.

Independientemente de que contemos las calorías regularmente o no, ser conscientes del contenido calórico de los alimentos más comunes es una forma excelente de permanecer atentos a nuestra ingesta alimenticia. Aquí tienes una lista de las calorías de algunos alimentos comunes que te puede servir como referencia rápida. [2]

---

[2] (Fuente: USDA National Nutrient Database for Standard Reference).

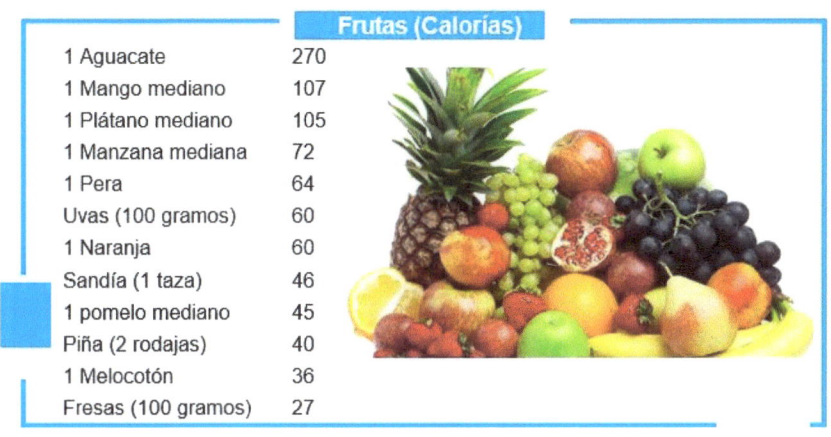

Frutas (Calorías)	
1 Aguacate	270
1 Mango mediano	107
1 Plátano mediano	105
1 Manzana mediana	72
1 Pera	64
Uvas (100 gramos)	60
1 Naranja	60
Sandía (1 taza)	46
1 pomelo mediano	45
Piña (2 rodajas)	40
1 Melocotón	36
Fresas (100 gramos)	27

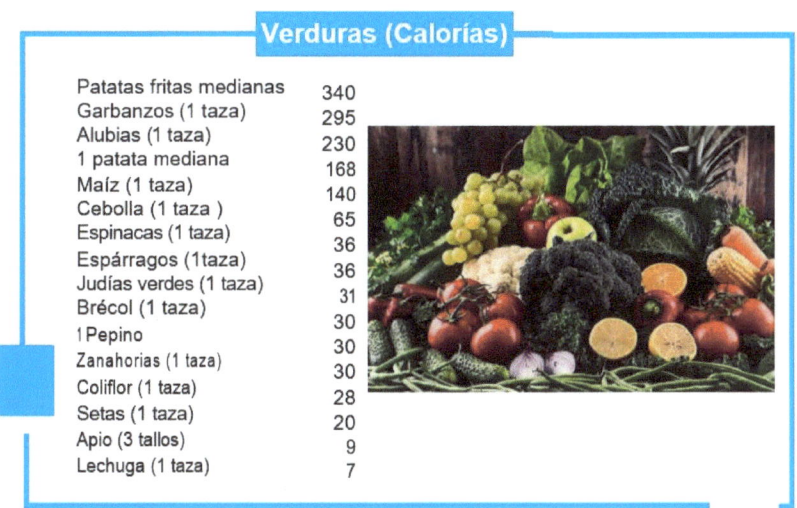

Verduras (Calorías)	
Patatas fritas medianas	340
Garbanzos (1 taza)	295
Alubias (1 taza)	230
1 patata mediana	168
Maíz (1 taza)	140
Cebolla (1 taza)	65
Espinacas (1 taza)	36
Espárragos (1taza)	36
Judías verdes (1 taza)	31
Brécol (1 taza)	30
1 Pepino	30
Zanahorias (1 taza)	30
Coliflor (1 taza)	28
Setas (1 taza)	20
Apio (3 tallos)	9
Lechuga (1 taza)	7

Las ensaladas mixtas contienen buenas cantidades de nutrientes esenciales; sin embargo, el número total de calorías de una ensalada depende del aderezo, las proteínas u otros ingredientes añadidos. Una ensalada sana se vuelve menos nutritiva si se le añade un aderezo rico en calorías o en ingredientes grasos. Por ejemplo, las ensaladas de comida rápida suelen tener un alto contenido calórico, como se ilustra a continuación:

- Una ensalada César grande (1 ración) = 630

- Una ensalada de tacos (1 ración) = 900

- Ensalada Cobb con pollo a la parrilla (1 ración) = 1130

- Ensalada oriental de pollo a la parrilla (1 ración) = 1290

- Una ensalada de quesadilla con chile (1 ración) = 1430

Calorías de carnes, aves y pescados			
1 Hamburguesa doble con queso	440	Filete (4 onzas a la plancha)	197
Cordero (asado 4 onzas)	330	Ternera (asada 4 onzas)	192
Bistec (4 onzas a la parrilla)	322	1 perro caliente (de ternera o cerdo)	188
1 chuleta de cerdo (asada 4 onzas)	316	Salmón (cocido 4 onzas)	166
1 Perro caliente con pan	272	Camarones (cocidas 4 onzas)	160
1 hamburguesa (4 onzas de carne picada)	250	Pechuga de pavo (cocida deshuesada 4 onzas)	153
Pescado frito rebozado (4 onzas)	226	Atún (agua enlatada 4 onzas)	132
Lomo de cerdo (asado 4 onzas)	225	1 Pechuga de pollo (hervida)	128
Pechuga de pollo (deshuesada a la lancha 4 onzas)	200	Tilapia (cocida 4 onzas)	110

Calorías de otros alimentos comunes			
Espaguetis a la boloñesa (ración normal)	1300	Ensala de huevo	260
Pasta Carbonara (ración normal)	1260	Puré de papas (1 taza)	227
Raviolis a la boloñesa (espinacas ricotta)	650	Mantequilla de maní (2 cucharadas)	180
Macarrones con queso (ración normal)	376	Taza de sopa de pollo y verduras (casera)	162
Lasaña (con salsa de carne - ración normal)	350	Aliño ranchero para ensaladas (2 cucharadas soperas)	146
Pizza (1 trozo de pepperoni)	300	Pan (una rebanada de trigo blanco)	123
1 Bagel	290	Queso cheddar (1 rebanada)	113
Espaguetis (cocidos, sin salsa 1 taza)	287	Yogur (bajo en grasa 100 gr.)	97
Chili con frijoles (1 taza)	287	Huevo (uno grande duro)	77

Bebidas comunes (calorías)

Café (1 taza de Java Chip Frappuccino)	600
Cerveza (12 onzas normal)	150
Refresco (12 onzas normal)	136
Leche (8 onzas 2%)	122
Cerveza (12 onzas light)	110
Vino (5 onzas tinto)	105
Jugo de naranja (8 onzas de concentrado)	102
Vino (6 onzas de blanco)	100
Café (1 taza de café negro normal hecho en casa)	2

El número de calorías que ingerimos es uno de los factores que más contribuyen a hacernos ganar o perder peso. Independientemente de nuestras fuentes nutritivas, las calorías que ingerimos pueden utilizarse como energía física o almacenarse en nuestro cuerpo en forma de grasa. Las calorías adicionales aumentarán nuestro peso a menos que incrementemos nuestra actividad física y logremos quemarlas.

Antes de llenar nuestro plato de comida, recordemos que una persona media necesita quemar unas 3.500 calorías de grasa para perder medio kilo de peso. Además, si logramos reducir entre 500 a 1.000 calorías diarias de nuestra dieta habitual, podremos perder entre medio kilo o un kilo a la semana. Según la Clínica Mayo, el promedio de calorías para una pérdida de peso saludable debe ser el siguiente:

Peso actual	Objetivos calóricos	
Kilos	Mujeres	Hombres
51 o menos	1.200	1.400
52 – 62	1.400	1.600
63 o más	1.600	1.800

Recomendación importante:

Conviértete en tu propio experto en alimentación e identifica los hábitos alimenticios que funcionan y los que debes modificar para mantener un peso saludable. Sin embargo, ten en cuenta que, aunque todos los alimentos que comes contienen calorías, no todas las calorías tienen el mismo efecto en tu salud general.

Para recordar

- Los carbohidratos deben comerse en su forma natural, entera y sin procesar.

- El consumo excesivo de grasa está relacionado con trastornos crónicos de la salud.

- Reducir las raciones de comida es una de las formas más eficaces de controlar el peso.

- Conoce el contenido calórico de los alimentos que consumes frecuentemente.

Preguntas para reflexionar

1. ¿Sigues la regla 80/20 para comer sanamente?
2. ¿Cuáles son las principales fuentes de azúcares naturales? ¿Los incluyes en tu dieta diaria?
3. ¿Por qué los carbohidratos complejos son más sanos que los simples?
4. ¿Por qué las grasas saturadas y trans son poco saludables? ¿Evitas consumirlas?
5. ¿Qué tipos de alimentos te hacen ganar más peso? ¿Eres consciente de su contenido calórico?

Capítulo 3:

Desarrollo de hábitos alimenticios saludables

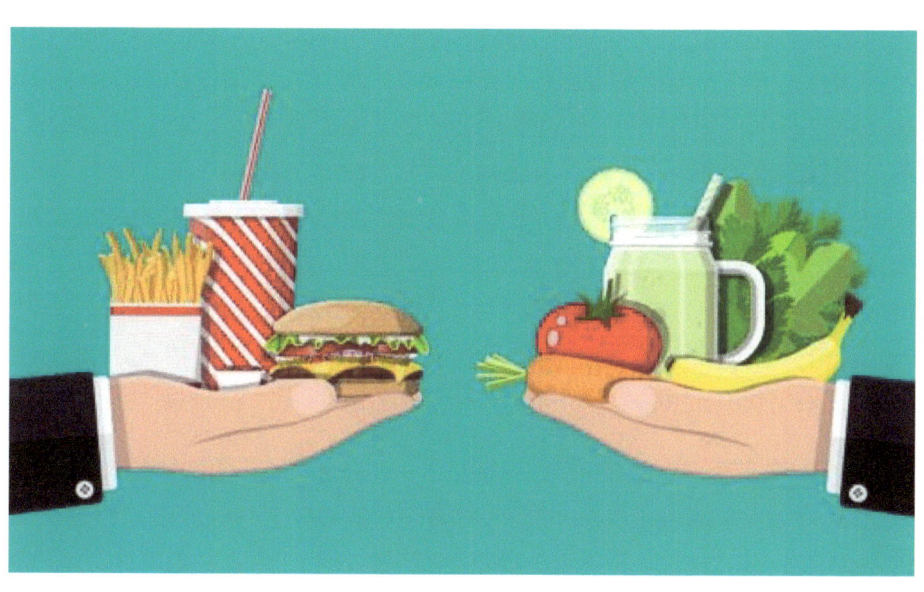

Mucha gente considera que comer es uno de los grandes placeres de la vida. Ciertamente, la anticipación de una comida sabrosa estimula nuestro apetito. Es así como la comida siempre ha sido un denominador común en muchas actividades sociales y, en algunas ocasiones, se ubica en el centro de nuestras vidas. Usualmente, las fiestas y celebraciones incluyen compartir comidas con la familia y los amigos. Sin embargo, el excesivo énfasis en la ingesta de alimentos en la sociedad moderna se ha convertido en un grave problema para la mayoría de las personas.

El proceso de adopción de hábitos alimenticios adecuados suele empezar en casa. Pero incluso cuando los padres promueven buenas prácticas nutricionales, puede haber familiares o amigos que socavan involuntariamente sus esfuerzos. Algunos de nosotros no somos conscientes del terrible perjuicio que causamos a los niños cada vez que los recompensamos con golosinas dulces o saladas. De este modo hacemos que desarrollen una preferencia, o incluso se vuelvan adictos, a alimentos poco saludables. Los padres y los adultos son responsables de enseñar a los niños a consumir alimentos nutritivos.

Dado que la comida rápida está disponible en todas partes, es crucial ser conscientes de nuestros hábitos alimenticios para llevar un estilo de vida saludable. A menudo se dice que somos lo que comemos y bebemos.

Sin embargo, muchos de nosotros comemos mientras estamos distraídos. Usualmente los teléfonos, computadoras o televisores nos impiden disfrutar de la comida y ser conscientes de qué y cómo comemos. Pero para poder desarrollar una relación sana con la comida, debemos saber qué, cuándo, dónde y por qué comemos.

Para determinar si tu entorno fomenta una alimentación sana, intenta responder las siguientes preguntas:

- ¿Estás rodeado de comida o de personas que comen compulsivamente en casa, en la escuela o en el trabajo?
- ¿Planificas tus comidas o comes lo que tienes a mano cada vez que tienes hambre?
- ¿Eres partidario de ciertos alimentos, independientemente de su valor nutritivo, o simplemente los consumes porque saben mejor que otros?
- ¿Comes fuera con frecuencia, encargas comida o cocinas comidas congeladas precocidas?

Comer conscientemente implica prestar atención a nuestros hábitos nutricionales y cambiar las rutinas alimenticias que nos impiden mantener un peso saludable. La mayoría de las personas pueden adoptar buenos hábitos alimenticios en sus vidas porque, en la mayoría de los casos, podemos adaptarnos a los cambios que hacemos voluntariamente.

Aunque adoptar prácticas nutricionales saludables no siempre sea fácil para todo el mundo, es probable que, una vez que iniciemos este proceso, hagamos otros cambios positivos para nuestro bienestar general. He aquí algunas estrategias nutricionales claves que me han ayudado a envejecer bien y a mantener una buena salud física y mental.

1. Comer despacio y con atención. Esta es quizá la razón más importante para lograr mantener una figura esbelta a pesar de mi edad. Estoy totalmente convencida de que comer despacio es crucial para gozar de buena salud y controlar el peso. Generalmente me obligo a comer despacio porque reconozco que los buenos hábitos nutricionales empiezan por masticar los alimentos cuidadosamente para hacer una digestión adecuada. Creo que cada persona puede beneficiarse de comer despacio y disfrutar cada bocado de su comida.

Tanto si como sola o acompañada, suelo cortar la comida en trozos pequeños y los mastico con cuidado antes de dar el siguiente bocado. También dejo los cubiertos entre bocado y bocado y hago una pausa para dar un sorbo a mi bebida. Como resultado, siempre me siento satisfecha mucho antes de terminar la comida que hay en mi plato. Es entonces cuando decido dejar de comer.

Según los resultados de algunas investigaciones, las personas que comen despacio tienen cuerpos más delgados porque se sienten llenas antes de terminar su ración de comida. Comer despacio da a nuestro sistema digestivo tiempo suficiente para indicarle a nuestro cerebro que estamos saciados. Este proceso suele durar alrededor de 20 minutos.

2. Controlar el tamaño de las raciones. El tamaño de las raciones ha aumentado significativamente tanto en nuestros hogares como en los restaurantes, lo que lleva a la gente a comer en exceso. Además, los fabricantes de alimentos también envasan sus productos en porciones cada vez más grandes. En cierto modo, nos hemos visto obligados a tratar nuestros cuerpos como procesadores de alimentos, cargándolos de calorías innecesarias.

Dado que tendemos a excedernos cuando estamos expuestos a grandes porciones de comida, debemos aprender a comer con moderación dentro y fuera de casa. Aprender a servirnos raciones del tamaño adecuado nos ayuda a prevenir la ingesta excesiva de calorías y el aumento de peso no deseado.

Para empezar, utilizar platos y vasos más pequeños es una buena idea porque hacen que las raciones de comida y bebida parezcan más grandes. A fin de cuentas, cuanto más grande es el plato, más abundante es la comida y más grande es la cintura de la persona. En cambio, si nos habituamos a consumir porciones más pequeñas, necesitaremos menos comida para saciar el hambre. Pronto, este cambio se traducirá en una cintura más pequeña.

Por otra parte, recomiendo llevar la comida a la mesa en platos individuales, en lugar de pasar las fuentes entre los comensales. Esta forma saludable de comer ha sido habitual en mi familia, y puedo dar fe de sus buenos resultados para evitar comer en exceso. Hemos aprendido a comer sólo lo que tenemos en nuestro plato para sentirnos satisfechos.

Personalmente, no creo que sea necesario medir ni pesar las raciones de los alimentos cada vez que comemos, pero llenar la mitad del plato con verduras y frutas es altamente recomendable. El resto del plato debería contener alguna proteína magra y una guarnición. También es útil que conozcamos las raciones adecuadas para los alimentos que consumimos habitualmente. Por ejemplo:

- Cereales de desayuno= 30 g o tres cucharadas soperas
- Carne magra o pollo = 100 g o una porción del tamaño de una baraja de cartas
- Pescado= 150 g
- Pizza= 1 trozo mediano
- Arroz= una taza (6 cucharadas)
- Pasta= una taza (6 cucharadas)
- Una patata asada pequeña
- Verduras= 85 g

Otras recomendaciones para controlar las raciones son

- **Comer a horas regulares** (cuanta más hambre tenemos, más tendemos a comer).
- **Comer solo hasta quedar satisfechos** y no esperar a sentirnos repletos.

- **Beber un vaso de agua antes de sentarnos a comer** (El agua empieza a llenarnos y evita que comamos en exceso). ¡Siempre funciona!

3. Prepararse la comida y comer la mayoría de las comidas en casa. Nuestro ajetreado modo de vida ha hecho que las comidas precocidas y los restaurantes nos resulten muy cómodos. Sin embargo, no nos damos cuenta de que cuanto menos cocinamos, más peso tendemos a ganar.

Comer fuera se asocia con más calorías vacías, menos valor nutritivo y, a veces, un mayor consumo de alcohol. En cambio, la cocina casera favorece una alimentación sana porque las comidas que preparamos la mayoría de nosotros suelen contener menos sal, grasa, azúcar y aditivos.

Comer fuera o pedir comida para llevar puede ser una solución rápida cuando alguien tiene prisa. Sin embargo, preparar alimentos sanos no toma demasiado tiempo ni requiere conocimientos avanzados de cocina. Sólo hace falta un poco de planificación, creatividad y ganas de cocinar. Además, las comidas más nutritivas son aquellas en las que los ingredientes se mantienen más cerca de su forma fresca original.

Recomendaciones adicionales para la preparación de alimentos:

- **Si necesitas desarrollar habilidades culinarias básicas**, considera la posibilidad de tomar unas clases para aprender algunos principios de cocina y animarte a preparar tus platos. Cuando empieces a cocinar con regularidad, te volverás más creativo a la hora de mezclar ingredientes. También puedes coleccionar recetas sanas (en internet, libros y revistas) que te guste preparar y adquirir electrodomésticos y utensilios que simplifiquen el proceso de cocinar en casa.

- **Mantén especias, hierbas secas y ajo en tu despensa para preparar comidas rápidas y saludables**. Ten también atún y sardinas en lata, galletas de salvado, arroz y pasta integrales, lentejas, avena o cualquier otro ingrediente que puedas utilizar con regularidad. Por otra parte, procura tener en la nevera frutas y verduras frescas o congeladas, huevos, pavo y varios quesos bajos en grasa.

- **Evita comprar papas y alimentos fritos, galletas, pasteles, helados o bebidas azucaradas**. Sin embargo, si decides hacerlo, mantenlos fuera de la vista en la parte alta de la alacena o en el fondo del congelador. Lo más probable es que olvides que los tienes, pero sólo tendrás acceso a ellos cuando surja un antojo ocasional.

- **Muchos supermercados ofrecen una excelente variedad de ingredientes frescos que pueden utilizarse en recetas sencillas** que tardan menos de 30 minutos en prepararse. Ten en cuenta que cuanto más a menudo prepares un plato, más fácil te resultará hacerlo.

- **Para ahorrar tiempo**, puedes preparar dos o tres platos a la semana y guardarlos en recipientes por raciones para calentarlos y comerlos fácilmente.

- **Coloca las verduras y frutas frescas en el centro de tu alimentación** porque son deliciosas, nutritivas, fáciles de preparar y de digerir. Las verduras pueden combinarse en ensaladas o añadirse a distintos tipos de sopas.

- **Cocinar sopas con pescado,** mariscos, pollo o pavo simplifica la vida y proporciona comidas rápidas y beneficiosas. Las sopas caseras o caldos que contienen proteínas te pueden satisfacer tanto como los alimentos sólidos; por tanto, pueden servirse como una comida completa y aportan muchos nutrientes saludables.

- **Procura planificar algunas de tus comidas semanales y haz una lista de ingredientes para acelerar el proceso de la compra**. Cuando llegues a casa, corta las frutas y las verduras dividiéndolas en porciones para que estén listas cuando las necesites.

- **Varias empresas ofrecen productos frescos en cómodos envases**, listos para preparar. También suelen incluir las respectivas recetas. Este servicio te da más control sobre los ingredientes y el tamaño de las porciones, aunque puede resultarte más costoso. Sin embargo, será mucho más sano y barato que comer en un restaurante.

- **Lleva tu propio almuerzo al trabajo siempre que sea posible**. Cuando las personas están expuestas a diversas alternativas alimenticias apetecibles mientras hacen cola en una cafetería, se sienten menos inclinadas a controlar lo que comen.

- **Come fuera sólo en ocasiones especiales o cuando quieras disfrutar de una actividad agradable**. Si comes regularmente en restaurantes, intenta llevarte la mitad de la comida a casa. Además, si sabes que vas a comer mucho afuera, reduce la cantidad de alimentos que consumes antes y después de salir de casa.

4. **Comer de 30 a 40 gramos de fibra al día**. La fibra dietética es un componente alimenticio necesario para mantener un aparato digestivo en óptimas condiciones. Y aunque el organismo no la digiere ni la absorbe, facilita el metabolismo de los alimentos. Una dieta rica en fibra se asocia con la buena salud y longevidad.

La fibra se presenta en dos formas: soluble e insoluble. La fibra soluble se disuelve en agua y se absorbe en el torrente sanguíneo. Cuando se convierte en gel en el estómago ralentiza la digestión. Por tanto, ayuda a reducir y regular los niveles de azúcar y colesterol en la sangre. La fibra insoluble permanece en el aparato digestivo y mantiene los alimentos en movimiento en el intestino, facilitando el proceso digestivo.

Comer más alimentos vegetales como verduras, frutas, frutos secos, semillas, cereales integrales y legumbres es la mejor manera de obtener suficiente fibra en nuestra dieta. La mayoría de las personas sólo ingieren 15 gramos de fibra al día, aunque se recomienda consumir entre 30 y 40 gramos de diversos alimentos y suplementos. Para aumentar el consumo de fibra, podemos sustituir los carbohidratos refinados como la harina, el pan, la pasta y el arroz por productos integrales.

Una dieta rica en fibra tiene muchos beneficios para la salud:

- Normaliza los movimientos intestinales y mantiene la salud intestinal. Previene el estreñimiento y reduce el riesgo de cáncer de colon.
- Reduce la tensión arterial, la inflamación y los niveles de colesterol. Reduce
- el riesgo de padecer enfermedades cardiovasculares y la mayoría de los cánceres.
- Reduce el riesgo de desarrollar diabetes de tipo 2.
- Favorece la pérdida de peso. Las personas que comen alimentos integrales tienden a ser más delgadas porque comen menos y están satisfechas durante más tiempo.

Aquí tienes una lista de alimentos ricos en fibra:

Frutas	Verduras	Granos y judías	Frutos secos y semillas
- Manzana - Plátanos - Moras - Arándanos - Kiwis - Mangos - Naranjas - Duraznos - Piña - Fresas	- Aguacate - Brócoli - Zanahorias - Maíz - Col - Col rizada - Lechuga - Espinacas - Tomates - Calabaza	- Arroz integral y salvaje - Avena - Trigo integral - Cebada - Quinoa - Centeno - Judías - Judías verdes - Lentejas - Guisantes	- Almendras - Maní - Nueces - Avellanas - Semillas de chía - Semillas de lino - Semillas de girasol - Semillas de calabaza

5. Controlar y reducir el consumo de sal. Aunque la sal es un nutriente necesario para la buena salud, un alto contenido de sodio en nuestras comidas causa enfermedades crónicas, como hipertensión arterial, cardiopatías, accidentes cerebrovasculares e insuficiencia renal, entre otros.

Dado que la sal aumenta el volumen de la sangre, las comidas saladas elevan la presión sanguínea. Por esta razón, el corazón debe hacer un esfuerzo mayor al enviar sangre por las venas y las arterias, ocasionándoles un severo deterioro. La presión alta también causa daño en diversos órganos y genera derrames cerebrales e infartos. Por otra parte, la sal también provoca la retención de líquidos y favorece el aumento de peso al incrementar el consumo de grasas.

La mayoría de los alimentos y bebidas contienen cantidades ocultas de sodio, aunque no podamos detectarlo. Los alimentos empacados y procesados, al igual que la comida de los restaurantes, suelen tener un alto contenido de sal porque este es el ingrediente favorito de nuestro paladar y el que suele darle más sabor a la comida.

Las organizaciones sanitarias recomiendan que un adulto saludable consuma entre 1.5 y 2.3 gramos de sal al día, lo que equivale a entre 1 y 1 ½ cucharadita. También aconsejan reducir el consumo de sodio utilizando carnes frescas en lugar de embutidos y carnes procesadas.

Los cortes frescos de ternera, pollo o cerdo contienen sodio natural, pero su contenido es inferior al que se añade durante el procesamiento del tocino, el jamón o las salchichas, por ejemplo. Se debe tener en cuenta que, si un alimento se conserva bien en la nevera durante varios días o semanas, es debido a que su contenido en sodio es muy alto.

La preferencia por la sal es un hábito alimenticio adquirido. Por tanto, podemos modificarlo reduciendo gradualmente la cantidad de sal que ponemos en las comidas. Usualmente, puede tomarle a nuestro paladar alrededor de seis semanas acostumbrarse a niveles más bajos de sal y aprender a rechazar los alimentos salados.

Consejos para que logres reducir el consumo de sal:

- Utiliza ajo, condimentos sin sal y especias, hierbas o jugo de limón para realzar los sabores de los alimentos.
- Añade menos sal de la que pide cualquier receta.
- Evita comprar alimentos empacados y enlatados a menos que lleven la etiqueta "Bajo en sodio" o "Sin sal añadida".

- Lee las etiquetas de los alimentos para detectar el contenido de sal y presta atención al tamaño de las raciones.
- Limita el uso de salsas, mezclas y productos instantáneos.
- Mantén la comida rápida como un capricho ocasional.
- Rompe el hábito de usar el salero manteniéndolo alejado de la mesa.

6. Reducir el consumo de azúcar y edulcorantes artificiales. El azúcar natural, presente en frutas, verduras, cereales y lácteos es recomendable porque estos alimentos ofrecen un suministro regular de energía a nuestras células. En cambio, las autoridades sanitarias advierten de que los azúcares añadidos son tóxicos, adictivos y bastante destructivos para nuestro cuerpo. Estas sustancias favorecen el desarrollo de enfermedades crónicas y aceleran el proceso de envejecimiento dado que ocasionan flacidez en la piel y aparición de arrugas.

Los azúcares procesados y edulcorantes artificiales abundan en la dieta moderna. De este modo, la persona media consume unos 160 gramos de fructosa al día (o 38 cucharaditas.) Sin embargo, la recomendación diaria es de sólo unos 30 gramos (o siete cucharaditas.)

Los azúcares refinados añadidos a los refrescos, jugos, cereales, caramelos, panes, postres, etc., producen un aumento de peso significativo, elevando el riesgo de obesidad y diabetes. También son responsables de la inflamación, las enfermedades cardiacas y algunos cánceres.

El elevado consumo diario de azúcar somete al hígado a una gran presión para metabolizarla y desactiva su sistema de control del apetito. También estimula al hígado a producir células grasas, que son muy difíciles de eliminar. Normalmente, se necesitan unos seis días de exceso de azúcar para provocar resistencia a la insulina y alterar el equilibrio hormonal de una persona.

Recomendaciones para que reduzcas el consumo de azúcar:

- Lee las etiquetas de los alimentos para obtener información sobre la cantidad de azúcar añadido por ración, de modo que puedas controlar tu ingesta de azúcar y elegir mejor los alimentos. Los azúcares más comunes son la sacarosa, la glucosa, la lactosa y la fructosa. Ten en cuenta que los jugos de fruta, las bebidas y los cocteles están cargados de azúcar.

- Reduce el consumo de azúcar para mantener un peso saludable y prevenir las enfermedades degenerativas. Aprende a controlar tus antojos o tu adicción a los dulces y golosinas, porque cuanto más azúcar consumas, más necesitarás. Pero si reduces gradualmente los azúcares en tus alimentos, tu paladar se adaptará a una dieta baja en azúcar.

Superar la dependencia o adicción al azúcar es un reto para cualquier persona, pero te aporta muchos beneficios. Para empezar, protegerás las células del cerebro y mantendrás una mente más aguda. Además, lograrás alcanzar un estado de ánimo estable y positivo, así como niveles de energía duraderos. Por otra parte, podrás reducir la grasa visceral, parecer más joven y vivir más tiempo. Estos efectos positivos pronto se reflejarán en tu salud y bienestar generales.

7. **Limitar el consumo de alcohol**. Aunque el alcohol está presente en diversas reuniones sociales, fiestas y comidas, su impacto en nuestra salud es muy debatido en el ámbito médico. Por ejemplo, los nutricionistas creen que el alcohol no es un nutriente esencial; por lo tanto, no es un elemento necesario en nuestra dieta habitual.

Por consiguiente, abstenerse de beberlo no causa ninguna deficiencia nutricional.

Los estudios médicos tienden a apoyar un consumo moderado de alcohol o enfatizan su impacto negativo en nuestra salud. Algunos médicos afirman que beber de vez en cuando un vaso de vino tinto o una cerveza puede contribuir a una buena salud e incluso sugieren que podría estar asociado con la longevidad.

Por el contrario, los detractores del alcohol afirman que su toxicidad supera los pocos beneficios que pueda tener. En su opinión, el alcohol es una droga que disminuye el rendimiento de la persona, puede llegar a causar adicción, daña nuestros órganos y está relacionada con la mayoría de las muertes por accidentes de tráfico.

Para determinar si queremos beber alcohol ocasionalmente o evitarlo por completo, debemos comprender la forma cómo esta sustancia afecta al cuerpo humano. Las bebidas alcohólicas, independientemente de su origen, contienen tres ingredientes principales: agua, etanol y diversas cantidades de azúcar. El contenido alcohólico de una bebida depende de la técnica utilizada para elaborarla.

Uno de los principales problemas del consumo de alcohol es que los seres humanos carecemos de la capacidad de procesarlo y almacenarlo, al igual que de un mecanismo que nos indique que hemos llegado al límite de la cantidad de alcohol que podemos ingerir. Por lo tanto, existe la posibilidad de que bebamos en exceso o lleguemos a convertirnos en adictos al alcohol.

Una vez que el alcohol entra en nuestro organismo, el hígado tiene como prioridad metabolizarlo. Su intención es evitar que dañe nuestras células y órganos. Como resultado, la bebida pasa inmediatamente a nuestro torrente sanguíneo rápidamente y sus efectos llegan a nuestro cerebro en pocos minutos.

Aunque cada individuo procesa el alcohol de forma un poco distinta, la persona promedio metaboliza entre 7 y 14 gramos de alcohol por hora, lo que equivale a una cerveza o media copa de vino. El alcohol debe consumirse lentamente (preferiblemente alternándolo con agua) para dar al hígado tiempo suficiente para metabolizarlo.

Es imprescindible recordar que el consumo regular de alcohol añade calorías a nuestra dieta, y contribuye al aumento de peso y a la obesidad abdominal. Normalmente, un gramo de alcohol contiene unas siete calorías, mientras que las bebidas mezcladas y los cocteles tienen muchas más. Por ende, es muy fácil ingerir muchas calorías en poco tiempo.

La siguiente tabla proporciona información sobre el contenido calórico de algunas bebidas alcohólicas comunes.

Contenido calórico de bebidas alcohólicas comunes	
Mai Tai 4 OZ	310
Martini 4 OZ	276
Margarita 4 OZ	270
Piña colada 4.5 OZ	245
Cóctel Mojito 4 OZ	217
Daiquiri congelado 4 OZ	216
Vino blanco o tinto (dulce) 5 OZ	180
Cerveza regular 12 OZ	150
Champán o vino espumoso 5 OZ	125
Ginebra 1.5 OZ	110
Vino tinto 5 OZ	105
Whisky 1.5 OZ	105
Vino blanco (seco) 5 OZ	100
Vodka 1.5 OZ	96
Ron 1.5 OZ	96
Tequila 1.5 OZ	96

Recomendaciones para limitar el consumo de alcohol

- Piensa dos veces antes de tomar o pedir otra copa, porque el consumo de alcohol aumenta el apetito y la ingesta de alimentos. Si estás intentando perder o mantener un peso saludable, evita el alcohol en la medida de lo posible.

- Para reducir o controlar tu consumo de alcohol, aprende a beber despacio y a hacer que la bebida te dure más tiempo. Come algo antes de tomar una bebida alcohólica y acompáñala de agua normal o con gas.

- Siempre que decidas consumir alcohol, hazlo de forma responsable. Es decir, conoce la cantidad de alcohol que puedes beber de forma segura sin ponerte en peligro o causar daño a otras personas. Sé considerado con tu hígado, contigo mismo y con los demás.

- Ten en cuenta que el alcohol disminuye tu razonamiento y tus reflejos. Por lo tanto, nunca bebas y conduzcas.

8. **Adoptar una rutina alimenticia mediterránea**. La dieta mediterránea promueve el consumo de vegetales,

aunque no es un plan nutricional restrictivo. Está basada en los alimentos disponibles en el sur de Italia y Grecia, y es recomendada por la Organización Mundial de la Salud debido a que fomenta buenos hábitos nutricionales.

Se cree que la alimentación mediterránea es responsable de la buena salud y longevidad de los habitantes de estas dos regiones del sur de Europa. Estos lugares tienen un mayor porcentaje de personas nonagenarias y centenarias per cápita que otras partes del mundo. El modo de vida mediterráneo también incluye mantenerse físicamente activo y disfrutar de comidas relajantes con otras personas.

Aunque existen distintas variaciones de esta dieta, la siguiente pirámide ilustra los distintos productos que incluye.

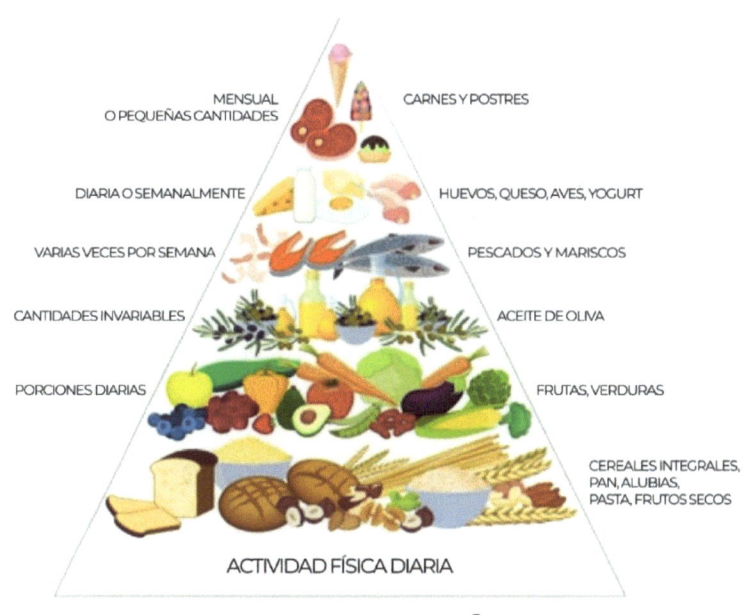

DIETA MEDITERRÁNEA

La dieta mediterránea hace hincapié en consumir frutas, verduras, cereales integrales, frutos secos y granos. También incluye el consumo de grasas vegetales saludables como el aceite de oliva y los aguacates, o de pescados como el salmón y las sardinas. (El aceite de oliva se considera oro líquido en el cuidado cardiovascular.) Los pescados y los mariscos son las principales fuentes de proteínas animales, mientras que otras proteínas como las aves de corral y la carne de ganado se comen con menos frecuencia y en porciones más pequeñas.

En general, sólo se consume carne roja unas tres veces al mes por término medio. La bebida preferida es el agua, aunque se acepta un consumo moderado de vino. Esta dieta recomienda:

- Un consumo diario de aceite de oliva, frutas y verduras, legumbres y cereales integrales
- Un consumo semanal de pescados, mariscos, aves y huevos
- Un consumo moderado de productos lácteos (leche, queso, yogur)
- Un consumo moderado de vino o cerveza (preferiblemente vino tinto)
- Un bajo consumo de carne roja, grasas naturales y postres

Varios estudios han demostrado que la dieta mediterránea aumenta la esperanza de vida, reduce la muerte prematura y ofrece importantes beneficios para la salud como:

- Prevenir las enfermedades cardiacas y los accidentes cerebrovasculares reduciendo los factores de riesgo, como la hipertensión, los triglicéridos y el colesterol.
- Prevenir la diabetes de tipo 2, favoreciendo un control saludable del peso y estabilizando los niveles de azúcar en la sangre.
- Desarrollar la salud cerebral y la memoria, disminuyendo el riesgo de deterioro cognitivo, demencia, Alzheimer y Parkinson.
- Fortalecer los huesos, preservando la densidad ósea y previniendo la osteoporosis.
- Reducir la incidencia de diversos tipos de cáncer.
- Disminuir el riesgo de depresión.

Personalmente, he adoptado y recomiendo esta dieta nutricional porque me ayuda a envejecer bien y a prevenir muchas enfermedades. Además, me parece equilibrada, apetitosa y bastante satisfactoria.

Mi desayuno típico, por ejemplo, es una mezcla de avena, chía, semillas de lino, frutos secos, yogur natural y al menos tres frutas frescas diferentes, como plátanos, arándanos, moras, frambuesas y fresas. Sin duda me da suficiente energía por la mañana y me ayuda a mantener estables los niveles de azúcar hasta la hora del almuerzo.

Aunque hay muchas recetas mediterráneas en Internet, aquí tienes un ejemplo de un menú semanal para empezar.

Lunes:

Desayuno: Yogur griego con fresas y avena.

Almuerzo: Un sandwich de pan integral con queso y verduras frescas.

Cena: Una ensalada de atún con aceite de oliva y fruta de postre.

Martes:

Desayuno: Hojuelas de avena con leche y uvas pasas.

Almuerzo: Sopa de pollo con verduras.

Cena: Ensalada de tomates, aceitunas y queso feta.

Miércoles:

Desayuno: Tortilla con verduras, tomate y cebolla. Una pieza de fruta.

Comida: Un sandwich de pan integral con queso y verduras frescas

Cena: Lasaña mediterránea.

Jueves:

Desayuno: Yogur griego con fresas y avena.

Almuerzo: Un sandwich de pan integral con queso y verduras frescas.

Cena: Una ensalada de atún con aceite de oliva y fruta de postre.

Viernes:

Desayuno: Yogur griego con fresas y avena.

Almuerzo: Un sandwich de pan integral con queso y verduras frescas.

Cena: Una ensalada de atún con aceite de oliva. Una pieza de fruta de postre.

Sábado:
Desayuno: Hojuelas de avena con pasas, nueces y una manzana.
Almuerzo: Un sandwich de pan integral con queso y verduras frescas.
Cena: Pizza mediterránea hecha con trigo integral, cubierta de queso, verduras y aceitunas.
Domingo:
Desayuno: Tortilla con verduras y aceitunas.
Almuerzo: Sobras de pizza de la noche anterior.
Cena: Pollo a la plancha con verduras y una papa. Fruta de postre.

(fuente: www.healthline.com)

Nota: la dieta mediterránea no requiere porciones específicas ni contar calorías; por lo tanto, puedes determinar la cantidad de comida que satisfaga tu hambre.

9. **Practicar el ayuno intermitente.** Aunque el ayuno forma parte de una tendencia actual del cuidado del cuerpo, en realidad es una práctica religiosa antigua y universal. Se refiere a la restricción o abstinencia voluntaria de alimentos o bebidas durante un cierto periodo de tiempo. El ayuno es recomendado por expertos en medicina de todo el mundo, dado que aporta grandes beneficios a nuestra salud y contribuye a la longevidad.

Sin duda el ser humano puede funcionar sin alimentos durante días e incluso semanas. Y una vez que una persona inicia el ayuno, su cuerpo obtiene energía de la glucosa almacenada en el hígado y los músculos. Este proceso comienza alrededor de ocho horas después de la última comida ingerida.

Una vez agotadas las reservas de glucosa, el cuerpo empieza a quemar grasa para producir energía. Hay que subrayar que éste no utiliza los músculos para producir energía hasta que se ha usado toda la grasa almacenada. Cuando se quema grasa para producir energía se preserva la masa muscular y se reduce el colesterol.

El ayuno es la forma más eficaz de equilibrar los niveles de insulina, porque casi todos los alimentos elevan el azúcar en la sangre. Por lo tanto, el ayuno regular reduce la resistencia a la insulina de forma significativa. Aunque el hambre es principalmente un efecto temporal del ayuno, nuestro apetito disminuye gradualmente a medida que nuestro cuerpo se adapta al ayuno intermitente. Unos días después de ayunar, las personas suelen experimentar niveles más altos de endorfinas, lo que aumenta su bienestar mental y vitalidad. Existen varios tipos de ayuno:

El ayuno intermitente: consiste en alternar días en los que se reduce o se restringe significativamente la ingesta de alimentos con días en los que se come regularmente.

El ayuno 16-8: requiere abstenerse de comer durante 16 horas al día, seguido de un periodo de 8 horas en el que se consumen los alimentos. Por ejemplo, si tu última cena es a las 6:00 de la tarde, tu desayuno del día siguiente debe ser a las 10:00 de la mañana en un día de ayuno.

El ayuno de restricción calórica: implica reducir la ingesta calórica al mínimo en los días de ayuno (normalmente dos veces por semana) a unas 500 calorías para las mujeres y 600 para los hombres.

El ayuno parcial: requiere eliminar ciertos alimentos o bebidas durante los periodos de ayuno.

El ayuno de agua o jugos: consiste en beber sólo agua o jugos de fruta o verdura en los días de ayuno.

Ten en cuenta que el ayuno no es una dieta en sí, sino un patrón alimenticio que restringe la ingesta de alimentos. El ayuno no es recomendable para niños o mujeres embarazadas, ni para personas con bajo peso o con antecedentes de trastornos alimenticios, o para alguien con problemas de salud. Aunque el ayuno es beneficioso para la mayoría de las personas, es aconsejable consultar con tu médico antes de hacerlo.

El ayuno será más beneficioso si se combina con una dieta equilibrada rica en verduras, frutas, proteínas magras y grasas saludables, para compensar cualquier falta de nutrientes asociada con esta reducción de alimentos. También es importante hidratarse adecuadamente durante el ayuno. Se espera que, al reducir la ingesta total de calorías, todas las modalidades de ayuno provoquen una pérdida de peso, siempre y cuando no se coma en exceso en los periodos de comidas alternas.

Para recordar

- Comer con atención significa ser consciente de nuestros hábitos y rutinas alimenticias para mantener un peso saludable.

- Es recomendable preparar la mayor parte de las comidas en casa, porque comer fuera suele causar un aumento de peso.

- Para mejorar la salud, es clave controlar el consumo de azúcar y de sal, al igual que limitar la ingesta de alcohol.

- La dieta mediterránea es recomendable para la buena salud porque está basada en frutas, verduras, cereales integrales, frutos secos y granos.

Preguntas para reflexionar

1. ¿Cuáles son algunos de los beneficios de comer despacio? ¿Podrías adoptar este hábito saludable?

2. ¿Qué recomendaciones para controlar las raciones de comida te resultarían útiles?

3. ¿Por qué comer fuera o comprar comida para llevar es menos saludable que cocinar? ¿Comer fuera contribuye a que aumentes de peso?

4. ¿Qué hábitos alimenticios saludables te podrían beneficiar más?

Capítulo 4:

Obesidad y control de la pérdida de peso

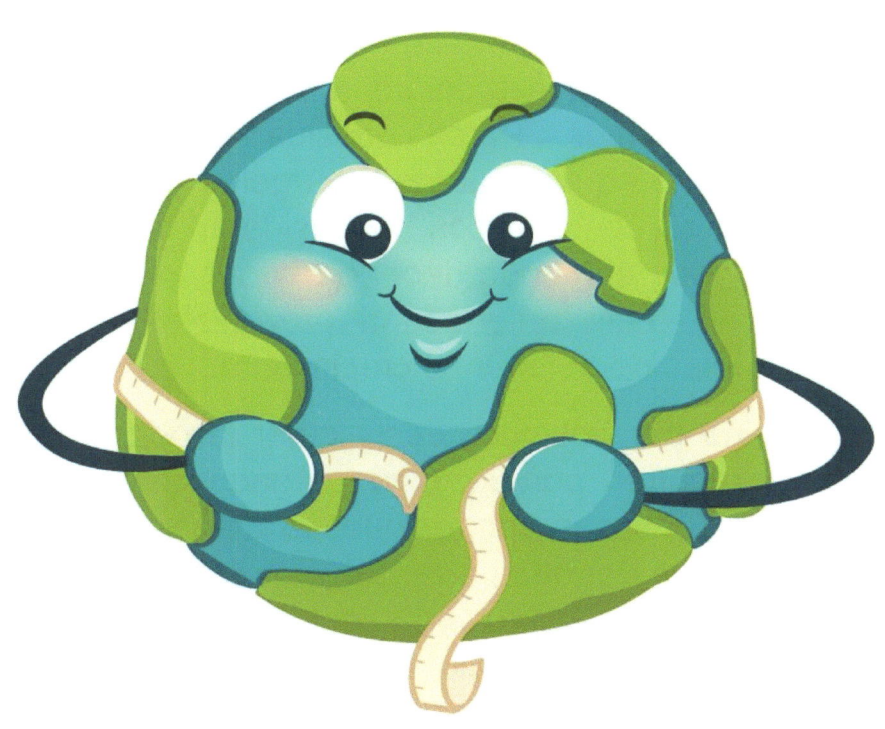

En todo el mundo, la obesidad, que había sido rara en la mayor parte de la historia de la humanidad, se ha convertido en una epidemia desde la década de 1970. En todas partes la gente es cada vez más grande y pesada, hasta el punto de que ser delgado es cada vez menos frecuente. Sin embargo, aunque las tasas de obesidad siguen aumentando a un ritmo alarmante y afectan a personas de todas las edades en todas partes, todavía no comprendemos la gravedad de esta crisis que causa tantos problemas de salud, infelicidad y discapacidad.

Resulta irónico que, en poco tiempo, la gente haya desarrollado un verdadero terror al virus del COVID-19 a nivel mundial, mientras que la mayoría de las personas sigue ignorando el devastador impacto de la obesidad en nuestras comunidades. Pero la obesidad también es una pandemia que requiere atención urgente ya que los investigadores y los médicos la consideran una bomba de tiempo. Todo el mundo debería ser consciente de la naturaleza de esta enfermedad prevenible y de las mejores formas de detener su crecimiento.

El camino para comprender y curar la obesidad es difícil de recorrer porque está cargado de mitos y enfoques que buscan centrar nuestra atención sólo en algunas causas. Por otra parte, solemos estar expuestos a información médica y nutricional confusa o contradictoria sobre los tratamientos más eficaces para este trastorno. Sin embargo, investigaciones recientes están identificando tratamientos efectivos para perder peso y remediar esta enfermedad moderna.

La obesidad es una enfermedad crónica y progresiva que comienza cuando las personas ganan pequeñas cantidades de peso con regularidad. Después de algún tiempo llegan a tener sobrepeso o a estar obesas, y esta situación es perjudicial para su bienestar general. Consulta la siguiente tabla de índice de masa corporal (IMC) para conocer tu riesgo de desarrollar obesidad.

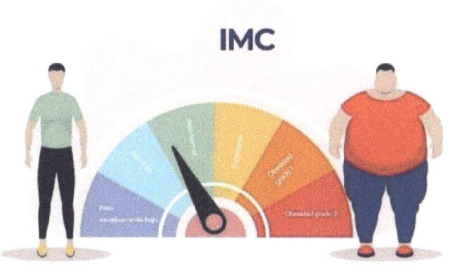

Tabla de índice de masa corporal

Peso bajo: El IMC es inferior a 18.5
Peso normal: El IMC es de 18.5 a 24.9
Sobrepeso: El IMC es de 25 a 29.9
Obesidad: El IMC es de 30 o más.

Múltiples factores inciden en la obesidad, aunque las prácticas dietéticas perjudiciales y los hábitos de vida poco saludables son los más reconocidos. Las causas subyacentes concretas de la obesidad no son las mismas para todos los individuos obesos, como ocurre con casi cualquier otra enfermedad. Por ende, tomar conciencia de las causas de nuestra obesidad nos ayudará a encontrar el tratamiento más eficaz para controlar este trastorno.

Sin duda, la crisis de la obesidad se ha precipitado por el desarrollo de la industria de la comida precocida, que nos ha quitado la responsabilidad de preparar nuestros alimentos en casa. Como resultado, nos hemos acostumbrado a comprar y ordenar comidas rápidas en restaurantes, cafeterías y supermercados.

Por desgracia, mucha gente ignora que la mayoría de los alimentos elaborados en fábricas están cargados de edulcorantes artificiales, sal y grasas trans en exceso. También ignoran que estos alimentos extremadamente apetecibles pueden ser muy adictivos, arruinan nuestras papilas gustativas y alteran la química de nuestro cuerpo y cerebro, haciéndonos perezosos y obesos.

Los alimentos nutricionalmente contaminados y repletos de hormonas y sustancias químicas nocivas causan daños permanentes a nuestros órganos, provocándonos enfermedades cardiacas, cáncer, diabetes, depresión, demencia y otros trastornos crónicos. En cambio, los alimentos frescos y de buena calidad nos proporcionan nutrición y sustento, y tienen un impacto positivo en nuestra salud. Según los expertos médicos, la mayoría de las enfermedades crónicas se pueden mejorar con la pérdida de peso y una dieta equilibrada, evitando el costo y los efectos secundarios típicos de la medicación.

Para prevenir y curar eficazmente la obesidad, debemos comprender cómo nuestro cuerpo metaboliza y almacena la energía y los nutrientes de los alimentos que ingerimos. También debemos aprender sobre el impacto de una alimentación adecuada en nuestra salud general y en nuestro bienestar mental, de modo que podamos tomar decisiones nutricionales adecuadas para nosotros y nuestros familiares. Desarrollar la sabiduría nutricional y una buena relación con la comida es nuestra mejor herramienta para erradicar la obesidad.

La digestión y el metabolismo son los procesos bioquímicos mediante los cuales los alimentos y los nutrientes se descomponen en elementos más pequeños para ser asimilados por el organismo. De forma simplificada, el intestino delgado absorbe la mayor parte de los nutrientes, y el sistema circulatorio los distribuye a otras partes del cuerpo. El torrente sanguíneo transporta azúcares, aminoácidos y vitaminas al hígado y los músculos, donde se almacenan y se utilizan cuando se necesitan. Estos importantes nutrientes son necesarios para la energía, el crecimiento y la reparación celular.

Comprender el papel de las hormonas, como la insulina, en la digestión y el metabolismo también es crucial para abordar las causas profundas de la obesidad. La insulina es la hormona que regula el metabolismo de los carbohidratos, las grasas y las proteínas, favoreciendo la absorción de la glucosa del torrente sanguíneo. La insulina ayuda a equilibrar los niveles de glucosa en la sangre y le indica al hígado que almacene el exceso de glucosa y grasa para liberarlo cuando disminuyan estos niveles.

En un proceso de insulina balanceado, los niveles de glucosa suelen subir después de comer, haciendo que el hígado almacene grasa y glucosa para utilizarlas más tarde. Durante los periodos de ayuno, los niveles de insulina bajan a medida que utilizamos la energía almacenada. De este modo al recuperarse la energía del hígado, no se gana ni se pierde grasa, y al alternarse los niveles altos y bajos de insulina, tampoco se crea resistencia a la insulina. Este proceso se ilustra en el siguiente diagrama creado por el Dr. Jason Fung en su libro *El Código de la Obesidad: Desvelando los secretos de la pérdida de peso:*

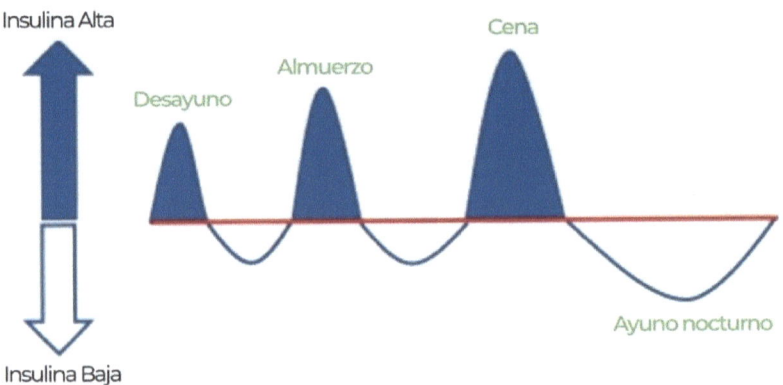

La resistencia o alteración de la sensibilidad a la insulina, se produce cuando las personas desarrollan tolerancia a esta hormona, lo cual la hace menos eficaz. El páncreas se ve entonces obligado a liberar mayores cantidades de insulina, aunque los niveles de glucosa en la sangre sigan aumentando. Desafortunadamente, cuando el hígado ya está lleno de grasa, se necesitan mayores niveles de insulina para empujar más grasa hacia el hígado, lo que provoca resistencia a la insulina. Según el Dr. Fung, destacado experto en esta anomalía, la resistencia a la insulina es la causa principal tanto de la diabetes de tipo 2 como de la obesidad.

Una dieta rica en azúcares y otras fuentes de carbohidratos refinados, junto con una constante ingesta de comida, mantiene altos los niveles de insulina y glucosa. Estos alimentos hacen que haya más glucosa disponible de la necesaria y promueven el almacenamiento de grasa visceral (alrededor de los órganos), grasa subcutánea (bajo la piel) y grasa en el hígado.

El Dr. Fung afirma que un desequilibrio en el procesamiento de la insulina puede provocar resistencia, lo que se ilustra a continuación:

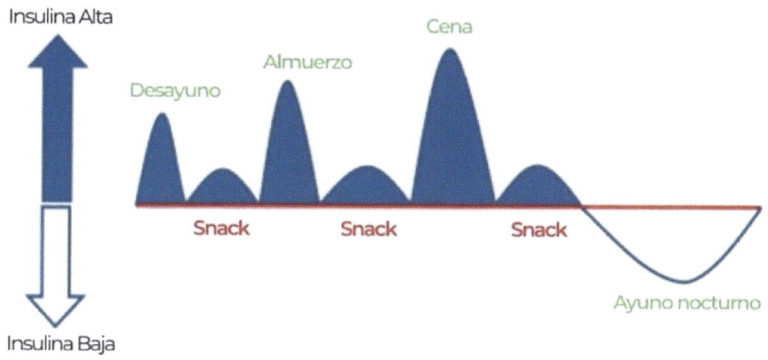

La respuesta a la insulina es diferente entre las personas con sobrepeso y las delgadas. Las primeras presentan una tolerancia mucho mayor a la insulina; por eso las personas obesas siguen engordando, aunque no aumenten significativamente la ingesta de alimentos. Con el tiempo, la obesidad se convierte en un desequilibrio tanto hormonal como calórico. En cambio, las personas no obesas tienen niveles más bajos de insulina, lo que hace que haya menos acumulación de grasa.

La resistencia a la insulina afecta al hígado, los músculos y el cerebro de distintas maneras. Por ejemplo, un exceso de insulina en el hígado provoca resistencia a la insulina hepática, mientras que un estilo de vida sedentario y una actividad física mínima, combinados con niveles elevados de insulina, favorecen la resistencia a la insulina muscular. Cuando la resistencia a la insulina afecta al cerebro, el organismo aumenta el peso estable de la persona, y cuanto más tiempo se mantenga el sobrepeso, más difícil nos resultará perderlo.

Otra hormona asociada con la obesidad es el cortisol u hormona del estrés. El cortisol pone la glucosa a disposición de los músculos durante una situación de estrés temporal, a diferencia de la insulina, la cual potencia el almacenamiento de la glucosa. El cortisol es esencial para preparar al organismo para la respuesta de huida o lucha a corto plazo; sin embargo, en condiciones de estrés permanente o crónico, esta hormona también eleva los niveles de glucosa, lo que produce liberación o incluso resistencia a la insulina.

El exceso de cortisol y el estrés provocan aumento de peso e incrementan el índice de masa corporal. Dado que la privación de sueño aumenta el estrés, también contribuye a mantener altos los niveles de cortisol e insulina. Cuanta más privación de sueño experimente una persona, mayor será su aumento de peso. Estos excesos generan obesidad abdominal.

La acumulación de grasa abdominal se considera más peligrosa para la salud general de las personas que el aumento de peso en general, y puede resultar difícil de eliminar. Una acumulación excesiva de grasa visceral perjudica el funcionamiento de los órganos, aumenta la inflamación y eleva el riesgo de enfermedades crónicas.

Usualmente es un signo de colesterol alto y de enfermedades cardiacas. Además, la grasa visceral libera hormonas y toxinas que dañan el estómago, los intestinos, el hígado y el páncreas. Una cintura de más de 90 centímetros para las mujeres y de 100 centímetros para los hombres indica un exceso de grasa visceral.

Otras causas de obesidad son las comilonas frecuentes y la adicción a la comida. Los atracones son un trastorno alimenticio caracterizado por un impulso descontrolado por la comida, seguido de sentimientos de asco y vergüenza por ese comportamiento. La adicción a la comida se produce cuando alguien desarrolla una dependencia química de algunos alimentos, lo que hace que comerlos sea una experiencia extremadamente placentera. Tanto la compulsividad como la adicción alimenticia provocan una sobreestimulación de la dopamina, cambios en el sistema de recompensa cerebral y obesidad. Estos dos trastornos pueden tratarse exitosamente con terapia médica nutricional.

Hay razones por las que debes tomarte en serio el aumento de peso y la obesidad, Ten en cuenta que:

No debes aceptar el sobrepeso como una condición natural de tu cuerpo, renunciando a estar más sano y en buena forma. Recuerda que tu metabolismo es un mecanismo único que mantiene un equilibrio óptimo de gasto energético para que puedas tener un cuerpo más delgado. Nadie está genéticamente predispuesto a comer en exceso ya que la naturaleza nos ha dotado de hormonas que nos avisan cuando estamos llenos. Debes procurar desarrollar una relación sana con la comida para mantener un peso saludable.

El exceso de peso y la obesidad están asociados con las principales causas de muerte. Cuanto más tiempo se mantengan los factores de riesgo, mayor será el daño para tu salud. La buena noticia es que incluso una modesta pérdida de peso puede producir importantes beneficios para la salud a cualquier edad. Al cuidar de tu propio cuerpo, no sólo estás cumpliendo con tu mayor responsabilidad, sino que también contribuyes a reducir los costos sanitarios para ti, tu familia y tu sociedad.

Cuanto antes adoptes hábitos saludables, mayores serán tus posibilidades de mantener el peso. Evidentemente, es mucho más fácil perder unos pocos kilos ganados recientemente que una gran cantidad de peso extra mantenido durante varios años o décadas. Un peso corporal elevado durante mucho tiempo puede ser muy difícil de modificar.

El exceso de peso corporal aumenta el riesgo de ser discriminado, acosado o aislado socialmente. Esta situación puede afectar seriamente tu salud mental, provocándote depresión, baja autoestima, vergüenza y ansiedad. Sin embargo, cuidar de tu cuerpo con regularidad, incrementará tu satisfacción personal y tu felicidad.

Tanto si tienes sobrepeso como si ya eres obeso, este es el momento adecuado para empezar a cambiar esa situación porque no hay fechas de caducidad en tu propósito de adoptar comportamientos saludables.

Cuanto antes te deshagas de esos kilos de más, más sano estarás, más satisfecho te sentirás y mejor aspecto tendrás.

Consejos generales para una pérdida de peso duradera

Muchas personas creen que la pérdida de peso duradera sólo es posible cuando encuentren la dieta más eficaz o cuando alguien descubra por fin un fármaco milagroso que derrita la grasa corporal. Sin embargo, conseguir un peso saludable es posible para todos, incluso para ti.

El primer paso hacia el manejo de un peso saludable empieza por identificar los factores conductuales, ambientales y emocionales que han provocado tu indeseado aumento de peso. Es necesario abordar estas dificultades, tanto si tienen que ver con elecciones nutricionales inadecuadas, hábitos de vida desordenados o comportamientos alimenticios compulsivos. Esa toma de conciencia te permitirá determinar las estrategias más eficaces para tu pérdida de peso a largo plazo.

Un plan dietético no debe ser algo que haces ocasionalmente, sino el desarrollo de una mentalidad saludable que se convierta en parte de tu modo de vida. Debe estar formado por principios y prácticas que guíen tu selección de alimentos, promuevan tu actividad física regular, apoyen tu bienestar mental y te ayuden a mantener un cuerpo sano y en buena forma.

Expertos investigadores aseguran que hacer pequeños cambios en el estilo de vida, ya sea adoptando el ayuno intermitente, durmiendo más, reduciendo el estrés crónico o aumentando la actividad aeróbica, pueden ayudarte a alcanzar y mantener un peso ideal, así que procura aplicar los siguientes principios y consejos:

1. Sé consciente de lo que comes y aprende a hacer las mejores elecciones nutricionales.

Cocina más en casa; es vital para controlar el peso y llevar una vida larga y sana. Cuando cocinas tus comidas, eres consciente de los ingredientes, las proporciones y la calidad de los alimentos que consumes. La buena salud empieza en tu cocina, y cocinar es lo mejor que puedes hacer por ti y los tuyos. Recuerda que pedir comida y comer fuera con frecuencia puede convertirse en un verdadero peligro para tu salud.

Mejora tus hábitos alimenticios; es fundamental para perder y mantener tu peso. Para empezar, necesitas quemar más energía de la que ingieres. Sólo así perderás peso. Para perder medio o un kilo a la semana, tienes que reducir tu ingesta de alimentos en al menos 500 calorías al día y aumentar el movimiento.

Come alimentos auténticos, frescos, no procesados, sin productos químicos e integrales en la medida de lo posible, para llenarte de energía y mantenerte satisfecho. Evita los alimentos refinados y procesados, ricos en azúcares, sal, grasas trans y aditivos químicos, dado que carecen de los componentes esenciales para una nutrición equilibrada.

Aumenta la ingesta de proteínas vegetales y animales para promover la saciedad, acelerar el metabolismo y mantener la masa muscular mientras pierdes peso. Evita las carnes procesadas, pero come carne magra, fresca y alimentada con pasto. Obtén las proteínas de fuentes alimenticias naturales, no de suplementos.

Añade al menos 30 gramos de fibra dietética a tus comidas diarias. La fibra es una gran ayuda para perder peso porque reduce el hambre, aumenta la saciedad, disminuye la ingesta calórica y reduce la absorción de calorías. También reduce los niveles de insulina, glucosa y colesterol. Casi todos los alimentos vegetales en su estado natural contienen fibra. Los suplementos también pueden ser útiles.

Bebe 1-2 cucharaditas de sidra de manzana diluida para adelgazar. Es un tónico para la salud que reduce el almacenamiento de grasa, mejora el metabolismo y previene la resistencia a la insulina.

Come y bebe alimentos y bebidas ricos en probióticos para cuidar tu salud intestinal y tener una óptima digestión. Los alimentos fermentados como los encurtidos tradicionales, el chucrut, el kéfir y el yogur con cultivos vivos y activos aumentan los niveles de energía, controlan los antojos de comida rápida, reducen la grasa del vientre y favorecen una gestión saludable del peso.

Modifica tus hábitos relacionados con el consumo de bebidas tomando agua y té verde sin azúcar. Para optimizar la pérdida de peso, reduce el consumo de alcohol, sobre todo el que proviene de licores y cocteles, y mantente alejado de las bebidas azucaradas y los jugos de frutas. Todos ellos elevan los niveles de insulina y aumentan tu apetito, lo que te llevará a comer más.

Reestructura los entornos que fomentan la sobrealimentación y la disponibilidad excesiva de alimentos. Vigila también los agitados horarios de trabajo, los comedores del lugar de trabajo y las máquinas expendedoras, porque contribuyen a desarrollar prácticas alimenticias indeseables.

Toma conciencia de la forma en que interactúas con la comida para evitar comer por razones emocionales. Sentimientos como el aburrimiento, el estrés, la ira, la tristeza y el cansancio pueden llevarte a utilizar la comida como forma de afrontar estas emociones. Además, identifica los factores que aumentan tus antojos de comer. Bebe agua y distrae tu mente cuando tengas antojos.

Evita las dietas estrictas y restrictivas que te hagan sentir hambre o insatisfacción. Perder peso mediante la privación o el sufrimiento es una estrategia equivocada para mantenerte en forma a largo plazo.

Considera la posibilidad de adoptar la dieta mediterránea como un enfoque nutricional equilibrado que favorece la longevidad y contribuye a mantener un peso saludable. Además, combínala con el ayuno intermitente gradual para impulsar el motor metabólico de tu cuerpo.

Nota: para obtener información adicional sobre hábitos nutricionales saludables, consulta la sección Comprensión de conceptos *nutricionales y de la ingesta calórica, en este libro.*

2. Reduce el tiempo que pasas sentado y sé más activo físicamente. El ejercicio es vital para alcanzar y mantener un peso saludable. La actividad vigorosa es el complemento óptimo de una dieta sana.

Crea un plan de gestión de la energía para que tu cuerpo deje de almacenar grasa y empiece a quemarla. Para empezar a perder peso, necesitas al menos 30 minutos de ejercicio aeróbico 5 veces por semana.

Si llevas mucho tiempo sin hacer ejercicio, aumenta el gasto energético gradualmente hasta que te ajustes a un plan de movimiento sostenible. Empieza con pequeños pasos para forzarte a moverte más a menudo, como dar paseos cortos por tu barrio, por ejemplo.

Si eres moderadamente activo, aumenta la cantidad de tiempo que dedicas al ejercicio. Diseña una rutina a la que puedas ceñirte y explora actividades alternativas que puedas disfrutar o que consideres merecedoras de tus mejores esfuerzos.

Nota: para obtener información adicional sobre el ejercicio, consulta la sección *Beneficios del ejercicio para el bienestar, en este libro.*

3. Encuentra una poderosa fuente de motivación y apoyo que te impulse hacia tus objetivos. Te ayudará a desarrollar tu fuerza interior y a estar preparado para superar los obstáculos. Quizá necesites reflexionar sobre las razones por las que debes perder peso y mantenerte sano.

4. Hazte responsable y controla tu progreso regularmente para evitar la pereza. Las personas suelen sentirse inspiradas por los logros y las mejoras. Incluso los pequeños avances repercuten en los centros motivacionales de tu cerebro. Por otra parte, no podrás controlar tu peso sin tomar el control de tus acciones.

5. Pésate regularmente, pero no te preocupes excesivamente por tu peso. Utiliza esta información para medir tu progreso, reevaluar tus objetivos y reforzar tu determinación de perder peso. La siguiente tabla de peso y altura puede servirte como referencia

Tabla del peso ideal		
Altura (cm)	Mujeres (kg)	Hombres (kg)
152	41 - 50	43 - 53
155	43 - 53	46 - 56
157	45 - 55	48 - 59
160	47 - 58	51 - 59
163	49 - 61	54 - 62
165	51 - 63	56 - 68
168	53 - 65	58 - 71
170	55 - 65	60 - 71
173	56 - 68	62 - 76
175	59 - 73	64 - 77
178	61 - 75	67 - 83
180	63 - 76	72 - 83
183	65 - 80	72 - 89
185	67 - 80	73 - 95
188	69 - 85	78 - 95

6. Una pérdida de peso constante de 1 o 2 kilos por semana es la opción más factible y eficaz para controlar tu peso a largo plazo. Los planes acelerados de pérdida de peso no son saludables ni sostenibles, y a menudo conducen a una frustrante recuperación del peso perdido. Las personas que han superado la obesidad y han mantenido su peso a largo plazo afirman que su secreto consiste en perder peso de forma lenta pero constante, controlar la ingesta de alimentos y aumentar los niveles de actividad física.

Cambiar tus viejos hábitos no es una tarea fácil, pero puede llevarse a cabo con éxito. No hay milagros en este proceso; sólo una actitud positiva y mucha determinación te ayudarán a conseguir tus objetivos.

Para recordar

- La obesidad es una enfermedad crónica y progresiva que comienza cuando las personas ganan pequeñas cantidades de peso con regularidad.

- No debes aceptar el sobrepeso como una condición natural de tu cuerpo, renunciando a estar más sano y en buena forma.

- Desarrollar la sabiduría nutricional y una buena relación con la comida es la mejor herramienta para erradicar la obesidad.

- El exceso de peso y la obesidad están relacionados con las principales causas de muerte.

Preguntas para reflexionar

1. ¿Te preocupa tu aumento de peso o el de algún ser querido?

2. ¿Qué papel desempeña la insulina en el proceso de digestión y metabolismo?

3. ¿Por qué debes evitar desarrollar resistencia a la insulina?

4. ¿Cuál es el impacto de la acumulación de grasa abdominal en la salud general de las personas?

5. ¿Identifica dos acciones principales que te propongas hacer para prevenir o controlar la obesidad

Capítulo 5:

Beneficios del ejercicio para el bienestar

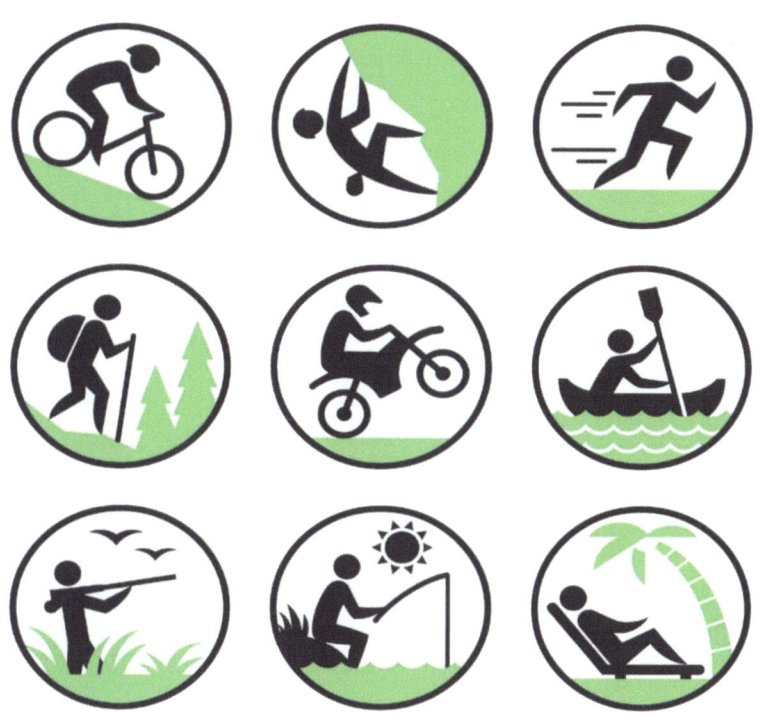

Merece la pena repetir e insistir en que llevar una dieta equilibrada e incorporar el ejercicio regular a nuestra vida diaria son los dos factores más importantes para proteger nuestra salud física y mental; también nos ayudan a superar los retos del envejecimiento. La actividad física regular es una forma muy eficaz de prevenir el deterioro de la salud. Según los expertos, no hay excepción: todo el mundo necesita hacer ejercicio regularmente para vivir mejor y más tiempo.

La escuela, el trabajo y el estilo de vida modernos nos están volviendo cada vez más sedentarios, requiriendo que pasemos muchas horas sentados diariamente, incluso durante nuestro tiempo libre. Por desgracia, la inactividad física y el sedentarismo son las principales causas de muerte prematura, dado que estos comportamientos aumentan el riesgo de enfermedades cardiovasculares, diabetes y obesidad. Estudios científicos recientes plantean que el ejercicio vigoroso es el antídoto adecuado para reducir el riesgo de estos y otros trastornos.

Según directrices de La Organización Panamericana de la Salud, en América Latina los niveles de inactividad física se han ido incrementando entre los adolescentes y adultos. Desafortunadamente, un gran porcentaje de la población no cumple con la recomendación de realizar 150 minutos semanales de actividad aeróbica moderada, los cuales son indispensables para mantener un cuerpo sano. Así pues, debemos convencernos de que realizar cualquier forma de actividad física debe convertirse en una prioridad en nuestra rutina diaria.

Para comprender el impacto del ejercicio en la salud, es importante saber qué ocurre en nuestro cuerpo mientras hacemos ejercicio. Los movimientos del cuerpo utilizan la glucosa almacenada en nuestro organismo para producir energía generada a partir de las proteínas y los carbohidratos. Una vez se agota la glucosa, nuestro cuerpo necesita oxígeno adicional para crear más combustible. De este modo, se aumenta el ritmo cardíaco y empezamos a respirar más rápidamente. A medida que el corazón late más deprisa, envía más oxígeno de la sangre a los músculos que trabajan.

La actividad física de moderada a vigorosa repercute positivamente en nuestro cuerpo de varias maneras. Cuando aumentamos la frecuencia del ejercicio, nuestro corazón se vuelve más eficiente y mejora el flujo sanguíneo. Por otra parte, el ejercicio regular favorece el desarrollo de nuevos vasos sanguíneos, provocando una reducción de la presión arterial.

El aumento de la circulación sanguínea después de una sesión de ejercicio mejora las funciones cerebrales, haciendo que pensemos mejor, estemos más alerta y podamos concentrarnos sin dificultad. El ejercicio también promueve el incremento de las células cerebrales, lo que favorece tanto el aprendizaje como la memoria, previniendo el deterioro mental. Como ventaja adicional, durante las sesiones de ejercicio, el cerebro libera hormonas como las endorfinas, la serotonina y la dopamina, las cuales mejoran nuestro estado anímico, haciéndonos sentir más felices y enérgicos.

Los profesionales de la salud y las personas activas creen que el ejercicio es una droga natural maravillosa que nos aporta beneficios físicos, mentales y emocionales. Sin duda, las enormes ventajas que genera una vida activa se van acumulando en una especie de cuenta bancaria de la salud, la cual nos reportará enormes dividendos a corto y a largo plazo.

Desarrollar el hábito del ejercicio diario para preservar nuestra salud nos permitirá envejecer saludablemente y mantener nuestra autonomía durante la vejez. Más aún, ser físicamente activos y practicar deportes puede hacer que nuestro reloj biológico retroceda al menos una década. Por esta razón, las personas activas suelen lucir más jóvenes que las sedentarias.

Toda persona saludable debe ser dinámica y estar bien tonificada, independientemente de su edad. Además, las personas físicamente activas deben poder trabajar, andar, correr, saltar, nadar, bailar, levantar pesas, practicar deportes, etc., dado que el movimiento es la expresión más visible de la energía y de la buena salud. Pero, incluso las personas que tengan movilidad restringida o alguna discapacidad, pueden gozar de los beneficios de diversas actividades físicas moderadas.

Tipos de ejercicio y niveles de condición física

En general, hay tres tipos principales de ejercicio físico: el aeróbico, el de fortalecimiento muscular y el de fortalecimiento óseo; además de dos categorías adicionales menos comunes que incluyen el de equilibrio y el de flexibilidad. Comprender sus diferencias y cómo afectan tu cuerpo te ayudará a determinar el tipo de ejercicio más adecuado para fortalecerte y mantenerte en excelente forma.

Por otra parte, todos los tipos de ejercicio poseen tres componentes: intensidad, frecuencia y duración. Como regla general, es útil alternar ejercicios de baja intensidad con otros de intensidad moderada o alta para maximizar los beneficios en la salud. Evidentemente, la condición física de una persona está directamente relacionada con ser sedentaria, algo activa, activa o muy activa.

- Ejercicios aeróbicos y cardiovasculares

Los ejercicios aeróbicos aumentan la eficiencia pulmonar y mejoran el consumo de oxígeno; los cardiovasculares hacen que el corazón lata más deprisa para bombear sangre a los músculos, mientras trabajamos rítmicamente durante un periodo de tiempo continuo. Los expertos afirman que las actividades aeróbicas y cardiovasculares son la forma ideal de desarrollar la resistencia y mantener cuerpos sanos y en excelente forma. Estos ejercicios incluyen:

- Caminar rápidamente
- Nadar
- Montar en bicicleta
- Hacer senderismo
- Trotar
- Remar
- Hacer spinning
- Patinar
- Levantar pesas
- Jugar tenis

Las actividades aeróbicas y cardiovasculares ofrecen importantes beneficios para la salud entre las cuales están:

- Incrementar la masa muscular
- Elevar el metabolismo
- Aumentar la energía, la resistencia y las endorfinas
- Controlar el peso
- Disminuir la grasa intramuscular y subcutánea
- Mejorar el aspecto físico y el estado emocional
- Mejorar la circulación y la agudeza mental
- Reducir la depresión, la ansiedad y el estrés
- Aumentar de los niveles del colesterol bueno
- Disminuir los niveles del colesterol malo
- Promover un sueño más reparador

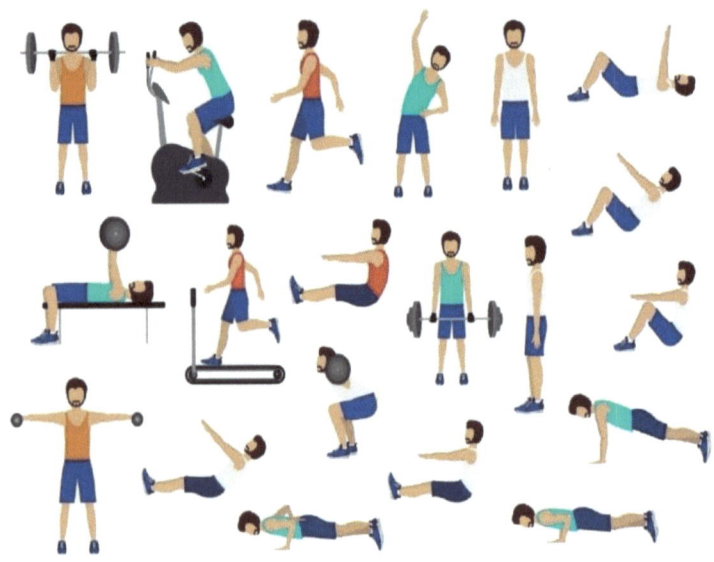

- Ejercicios de resistencia y fortalecimiento muscular

Estos ejercicios desarrollan los principales grupos musculares, tales como los hombros y los brazos, las caderas y las piernas, el pecho y la espalda o el abdomen. Obligan a los músculos a contraerse mediante una fuerza externa proporcionada ya sea por pesas, barras, bandas, el propio peso corporal o la gravedad. Estas actividades incluyen:

- Flexiones y extensiones de barras y codos
- Curls
- Sentadillas
- Press de hombros
- Spinning

El entrenamiento de fuerza o resistencia ayuda a construir, mantener y conservar la masa muscular y ósea. Estos ejercicios benefician a las personas de cualquier edad, pero son especialmente recomendados para los adultos mayores de 40 años. Sin duda, este tipo de actividades deben formar parte de un programa de ejercicio físico orientado a prevenir la pérdida de los músculos asociada con el envejecimiento.

Por otra parte, el entrenamiento de fuerza hace que las actividades aeróbicas sean más eficaces dado que contribuye a mejorar la mecánica corporal en cuanto a la postura, coordinación, equilibrio y condición de las articulaciones. Por consiguiente, contribuye a reducir el riesgo de caídas en las personas mayores.

A diferencia del ejercicio aeróbico que puede hacerse diariamente, el entrenamiento de fuerza sólo debe realizarse dos o tres veces por semana, durante unos 30 o 40 minutos, descansando unas 48 horas entre las sesiones de entrenamiento para dar a los músculos la oportunidad de recuperarse y beneficiarse de los esfuerzos de resistencia.

Nota: se recomienda hacer calentamiento y estiramiento de los músculos antes de hacer ejercicios de resistencia para evitar lesiones.

- Ejercicios de fortalecimiento óseo

Se trata de actividades que estimulan la formación ósea haciéndonos trabajar contra la gravedad. La fuerza generada se produce cuando nuestro cuerpo está en contacto con el suelo. Los ejercicios para fortalecer los huesos contribuyen a disminuir la pérdida de calcio a medida que envejecemos, reduciendo el riesgo de osteoporosis y fracturas. Las actividades de fortalecimiento óseo incluyen:

- Estiramientos
- Caminar rápido
- Senderismo
- Bailar
- Jumping jacks
- Subir escaleras
- Correr
- Jugar al golf o al tenis

- Ejercicios de equilibrio y flexibilidad

Estas rutinas nos ayudan a controlar diversos movimientos corporales. Mejoran el rendimiento relacionado con la coordinación, la estabilidad, los reflejos, la velocidad y la movilidad. También contribuyen a prevenir lesiones y caídas mientras estamos de pie o en movimiento. Los ejercicios de equilibrio y flexibilidad incluyen:

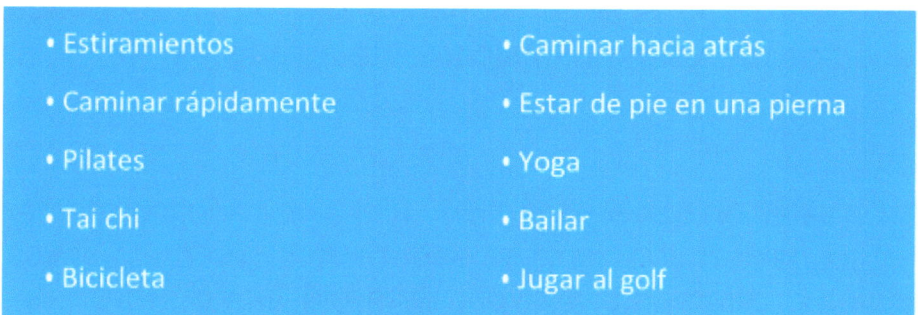

- Estiramientos
- Caminar rápidamente
- Pilates
- Tai chi
- Bicicleta
- Caminar hacia atrás
- Estar de pie en una pierna
- Yoga
- Bailar
- Jugar al golf

Aunque todas las actividades son importantes cuando queremos desarrollar un estilo de vida más sano, los ejercicios aeróbicos y de fortalecimiento muscular ofrecen mayores beneficios derivados de un incremento en su intensidad, frecuencia y duración.

La intensidad aeróbica implica la cantidad de esfuerzo físico necesario al realizar un ejercicio. Por ejemplo, caminar despacio requiere menos esfuerzo físico que correr. En general, estar de pie es una actividad de baja intensidad; caminar es de intensidad moderada, y correr o trotar son formas de ejercicio vigoroso.

Por otra parte, la intensidad de los ejercicios de fortalecimiento muscular depende de cuánto peso puede levantar cada persona. La frecuencia se refiere a las veces que se realiza una actividad, y la duración depende del tiempo que tome una actividad, incluido el número de repeticiones realizadas.

La condición física de una persona depende de la frecuencia, intensidad y duración de las actividades que realice en cada etapa de su vida. A medida que envejecemos, nuestra capacidad de realizar ejercicio vigoroso tiende a disminuir, aunque si queremos que nuestro cuerpo siga funcionando de forma adecuada, debemos mantenernos físicamente activos.

Niveles de condición física

En relación con su condición física, los adultos pueden ser considerados como sedentarios, semi activos, activos o altamente activos. Esta clasificación se basa principalmente en la capacidad de realizar actividades aeróbicas.

Una persona sedentaria es alguien cuyo estilo de vida requiere pasar mucho tiempo sentado y tener muy poca actividad física. Ser sedentario tiene consecuencias perjudiciales para la salud tales como la obesidad, las enfermedades crónicas, la pérdida de la fuerza muscular, el deterioro mental, e incluso la muerte prematura. Según estudios médicos, cada año mueren en el mundo alrededor de 5 millones de personas por dolencias asociadas con la inactividad física. Si eres sedentario, puedes reducir los riesgos para tu salud incorporando una actividad moderada a tu rutina diaria como caminar, por ejemplo.

Una persona semi activa realiza algún tipo de actividad diaria moderada o vigorosa, pero no cumple con las recomendaciones básicas de actividad física establecidas por los Centros para el Control y Prevención de Enfermedades. Se aconseja que cada persona realice

150 minutos de ejercicio moderado o 75 minutos de ejercicio vigoroso a la semana. Además, si deseas alcanzar beneficios duraderos para tu salud, debes incorporar el ejercicio a tu rutina diaria. La persona media debería proponerse caminar entre 6.000 y 8.000 pasos al día.

Un adulto activo suele realizar al menos 30 minutos de actividades moderadas o vigorosas al día. Es decir, el equivalente a unos 100 pasos por minuto. Esta persona suele cumplir el objetivo de 150 minutos de ejercicio moderado o 75 minutos de ejercicio vigoroso a la semana. Hay que tener en cuenta que sólo el ejercicio moderado y vigoroso satisfacen nuestras necesidades de actividad física, porque un programa regular de ejercicio es vital para llevar una vida sana.

Una persona muy activa realiza más de 300 minutos de actividad vigorosa a la semana y a menudo se la considera atlética o en muy buena forma. Las personas atléticas aprenden a disfrutar de las actividades físicas que eligen y las convierten en una prioridad en su vida diaria. Son disciplinadas y obtienen los máximos beneficios del ejercicio para la salud.

Pautas de actividad física para personas de diversas edades

Como se ha subrayado repetidamente en este libro, el ejercicio constituye la base de una vida sana para cualquier persona. Es evidente que cuanto más activa sea una persona, mejor se sentirá. Para poder obtener los máximos beneficios del ejercicio, todo el mundo tiene que convertir la actividad física en una prioridad, ¡sin excusas! Sin embargo, las prácticas de ejercicio varían según la edad.

- **Niños**: Los padres deben animar a sus hijos a participar en diversas formas de actividad física desde una edad temprana. Más aún, los padres deben convertirse ellos mismos en personas activas para motivar a sus hijos a participar en deportes, juegos y actividades divertidas al aire libre.

Un niño sano debe hacer un mínimo de 60 minutos de juego activo vigoroso al día. Las actividades más comunes recomendadas para los niños son saltar, correr, montar en bicicleta, ir de excursión, juegos de tira y afloja, artes marciales y diversos deportes, según las preferencias y la capacidad física de cada uno.

El ejercicio regular ayuda a los niños a desarrollar músculos y huesos sanos, a aumentar la fuerza y la resistencia, a mejorar las habilidades motoras y la coordinación, a experimentar bienestar emocional y mental, y a prevenir la obesidad. Actualmente, uno de cada tres niños tiene sobrepeso o es obeso, y a menos que se vuelvan activos, corren el riesgo de tener problemas de peso toda su vida.

- **Adolescentes y adultos jóvenes**: Dado que a esta edad las personas suelen estar en su mejor condición física, este es el momento ideal de desarrollar hábitos saludables de ejercicio físico para toda la vida. Las rutinas regulares de ejercicio deben ser una parte esencial de la rutina diaria de las personas jóvenes. Los cuerpos de los adolescentes y adultos jóvenes se benefician enormemente de una amplia variedad de ejercicios aeróbicos y de entrenamiento de fuerza, los cuales son necesarios para desarrollar los músculos y aumentar la densidad ósea.

Dado que los jóvenes suelen tener mucha energía, la pueden emplear en actividades como correr, remar, tomar clases de spinning, hacer senderismo, practicar varios deportes o hacer entrenamiento de intervalos de alta intensidad (HIIT, por sus siglas en inglés).

Naturalmente, que ese alto nivel de resistencia suele disminuir con la edad, lo que hace aún más imperativo que las personas jóvenes obtengan los máximos beneficios del ejercicio y de las actividades físicas en las primeras etapas de la vida.

Es ideal que los adolescentes y adultos jóvenes hagan ejercicio con frecuencia, o al menos unos 300 minutos a la semana. Independientemente de su condición física, deben aumentar la actividad y reducir el tiempo que pasan sentados para quemar más calorías y evitar el aumento de peso. Según los expertos, es necesario estar de pie la mayor parte del tiempo porque estar sentados pone en peligro nuestra salud.

Tener agendas ocupadas no debe impedir que los jóvenes hagan ejercicio. Cuidar su cuerpo y su salud es tan importante como asistir a la escuela o ir al trabajo. No es necesario que los jóvenes vayan al gimnasio todos los días, porque cualquier actividad o deporte que haga que su corazón y sus pulmones trabajen rápidamente cuenta para su objetivo semanal. Por otra parte, ellos pueden encontrar diversas formas de incrementar la actividad física en su rutina diaria.

- **Adultos mayores y ancianos**: Aunque los adultos mayores tienden a ralentizarse y a volverse más sedentarios con la edad, la actividad física continúa siendo vital para un envejecimiento saludable. Las personas mayores no tienen por qué ser frágiles, sedentarias o tener sobrepeso.

El hábito de hacer ejercicio físico regularmente ofrece a casi todo el mundo la posibilidad de prevenir o reducir el deterioro físico y mental. Por lo tanto, contribuye a mejorar nuestra calidad de vida. Sin duda, mantenerse activo en la vejez hace que las personas se sientan y parezcan más jóvenes y experimenten un óptimo bienestar.

Se dice que el ejercicio añade años a la vida de cada persona. Por tanto, los adultos mayores y los ancianos deben probar distintos tipos de actividades para mantenerse en movimiento tales como, caminar rápidamente, subir escaleras, hacer yoga o Tai-chi, practicar el ciclismo, la natación, el baile, levantar pesas o hacer jardinería. Los mayores que se encuentren en mejor condición física pueden optar por hacer senderismo, remar, jugar tenis, pickleball, golf, ping-pong o voleibol acuático.

Se recomienda que los adultos mayores y los ancianos hagan al menos 150 minutos de ejercicio aeróbico moderado o 75 minutos de ejercicio vigoroso a la semana para aumentar los niveles de energía y mantener un peso saludable. También deberían hacer entrenamiento de resistencia dos veces por semana para mantener la masa muscular y ósea. Por otra parte, la natación aeróbica contribuye a mantener la fortaleza, mientras que los ejercicios de equilibrio y flexibilidad ayudan a las personas de esta edad a mejorar su movilidad y seguir siendo independientes por más tiempo.

Estrategias para aumentar la actividad física

Aunque la mayoría de las personas reconocen los beneficios del ejercicio, algunas carecen de motivación para realizar actividades físicas regularmente. Otras creen que hacer ejercicio exige mucho esfuerzo y dedicación de su parte. Además, factores como el sobrepeso o una baja autoestima hacen que la gente desarrolle actitudes negativas hacia el ejercicio.

Independientemente de las razones que alguien pueda tener para hacer o evitar el ejercicio, es evidente que desarrollar este hábito es más difícil para unas personas que para otras. Esto explica por qué las actividades físicas suelen ser eliminadas de nuestras rutinas diarias, a pesar de que su práctica nos da vitalidad y bienestar.

Sin embargo, si el ejercicio se lleva a cabo con disciplina, dedicación y regularidad, puede llegar a convertirse en una actividad agradable y gratificante para todos. La actividad física regular proporciona oportunidades para divertirnos, desconectarnos, relajarnos y estar al aire libre.

Las siguientes recomendaciones te ayudarán a aumentar la motivación para realizar actividad física regularmente.

1. Cambia tus actitudes negativas sobre el ejercicio. Ser físicamente activo no te resultará natural, a menos que modifiques tu opinión respecto al ejercicio. Para superar estas barreras mentales, identifica las razones por las que eres sedentario.

Si crees que el ejercicio es aburrido o molesto, habla con personas a quienes les apasione estar en buena forma. Es probable que te ayuden a modificar tu actitud, dado que su interés puede ser contagioso.

Además, observa imágenes de personas activas, no para compararte con ellas, sino para inspirarte en ellas. Ten presente que el ejercicio no es una tarea fastidiosa en tu lista de pendientes, sino una gran oportunidad de mejorar tu bienestar.

2. Busca la forma de moverte más a menudo. Si no te gustan los gimnasios, los aparatos de cardio o las clases de fitness, intenta aumentar la actividad gradualmente. Por ejemplo, en lugar de tomar el ascensor, utiliza las escaleras siempre que puedas; estaciona el coche un poco más lejos o evita utilizarlo cuando hagas diligencias; da un paseo de 10 minutos en tu barrio o en un parque dos veces por semana. Piensa que cada vez que te mueves, estás haciendo algo positivo por tu salud.

No es necesario que tengas un programa estructurado para hacer ejercicio, aunque puedes utilizar una máquina o aparato en casa ocasionalmente. Empieza con sesiones cortas de diez minutos y aumenta su duración cada semana. También puedes usar un par de pesas ligeras para ejercitar los brazos mientras ves la televisión o caminas. Recuerda que el cuerpo humano necesita estar en movimiento y que cualquier actividad física es mejor que ninguna.

3. Aprende a superar la incomodidad de hacer ejercicio en público. Es cierto que muchas personas se sienten incómodas la primera vez que entran en un gimnasio o toman una clase de ejercicios. Puede ser que no estén en buena forma, no sepan usar las máquinas, o simplemente, que les angustie sentirse rodeadas de extraños.

Aunque tener temor de hacer ejercicio en público es normal, muchas veces estos sentimientos son infundados, dado que la mayoría de la gente en los gimnasios suele concentrarse en sus propias rutinas. Además, es común encontrar personas a quienes les gusta dar la bienvenida y ayudar a los recién llegados.

4. Encuentra actividades físicas que disfrutes. Es probable que tu motivación para hacer ejercicio aumente si eliges rutinas que se ajusten a tus intereses, habilidades y estilo de vida. Evita hacer cosas que te resulten monótonas, simplemente porque te las hayan recomendado. Pretender ajustarte a un plan "ideal" de ejercicio puede acabar siendo una razón más para fracasar. Si una actividad no te parece divertida y satisfactoria, explora otras alternativas hasta que encuentres las que realmente merezcan tus esfuerzos.

5. Busca el apoyo adecuado para aumentar tu motivación y progresar. Contratar un entrenador personal, buscar un compañero de ejercicio, o usar una aplicación son formas eficaces de poner en marcha un régimen de ejercicio y hacer de la actividad física una prioridad. Los entrenadores te guiarán e inspirarán y te harán responsable de alcanzar tus metas.

Comprometerte a hacer ejercicio con un compañero o un grupo de personas te animará a seguir adelante y evitará que faltes a una sesión de ejercicios. Las aplicaciones en línea suelen añadir variedad a la rutina física y te ayudan a desarrollar un plan a seguir. Del mismo modo, te permiten crear un registro de tus sesiones de entrenamiento y de tus logros.

6. Sé paciente y mantén unas expectativas realistas. Transformar un cuerpo descuidado es un proceso lento que requiere tiempo y esfuerzo continuo. Esperar resultados inmediatos en tus primeros intentos te llevará a sentirte decepcionado o desanimado.

En lugar de centrarte en los resultados visuales del ejercicio, disfruta de los rápidos efectos sicológicos como son el aumento en tu fuerza de voluntad, y un incremento en tus niveles de energía y bienestar. Reconoce la constancia de tus esfuerzos por mantenerte en forma y usa estos resultados gratificantes para incorporar otros comportamientos saludables en tu vida. Recuerda que al principio unas pocas semanas quizá no hagan mucha diferencia, pero muchas más te darán excelentes resultados.

Para recordar:

- Estar sentado durante mucho tiempo y llevar un estilo de vida sedentario aumentan el riesgo de muerte prematura.

- La actividad física mejora la condición física y debe convertirse en una prioridad en nuestra rutina diaria.

- El ejercicio regular puede hacer retroceder nuestro reloj biológico alrededor de una década.

- Si se hace con dedicación, el ejercicio puede llegar a ser una actividad muy agradable y gratificante.

Preguntas para reflexionar:

1. ¿Tienes un estilo de vida activo o sedentario? Explica

2. ¿Cumples los requisitos generales de ejercicio para el grupo de tu edad?

3. Enumera tres beneficios de los ejercicios aeróbicos o cardiovasculares

4. ¿Con qué frecuencia a la semana se debe hacer ejercicios de resistencia?

5. ¿Tu condición física actual te permite tener una buena salud?

Capítulo 6:

Factores que afectan la salud emocional y mental

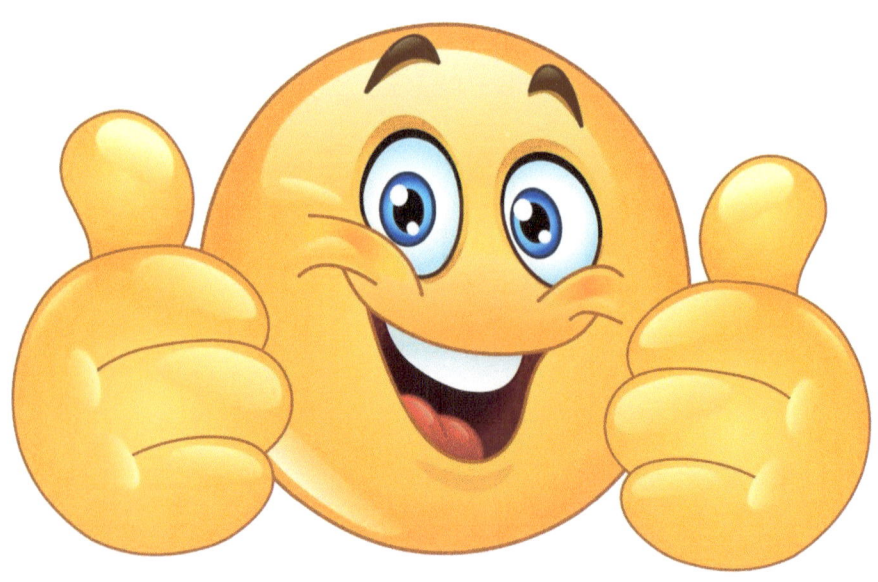

El bienestar emocional y mental implica no sólo ser conscientes de nuestros pensamientos, emociones y comportamientos, sino también de gestionarlos eficazmente. Tener sabiduría emocional y mental nos aporta beneficios como: desarrollar una perspectiva positiva, sentirnos bien con nosotros mismos, desarrollar buenas relaciones con la familia, los amigos y los vecinos, y superar las dificultades cuando se presentan.

La Organización Mundial de la Salud define la salud mental y emocional como un estado de bienestar que les permite a las personas desarrollar su potencial, trabajar de forma productiva, hacer frente a los problemas normales de la vida y contribuir a sus sociedades.

Una buena salud mental es vital para nuestro bienestar psicológico, emocional y social. A menudo se la relaciona con planear el futuro, sentir satisfacción y llevar a cabo acciones relevantes. También implica comprometernos plenamente con el mundo y demostrar entusiasmo por la vida. Las personas mentalmente equilibradas suelen cuidar de su salud.

Por el contrario, una mala salud mental resultante de rutinas poco saludables, actitudes autodestructivas e incapacidad para superar las dificultades, perjudica nuestro bienestar general. Usualmente, los pensamientos y emociones negativos son tóxicos, y generan estrés, ansiedad, tristeza y agresividad. Las personas mentalmente inestables se deprimen y desarrollar trastornos alimenticios o adicciones que incrementan las tasas de mortalidad.

Ser conscientes de nuestra salud emocional puede ayudarnos a mantener una higiene mental adecuada y a prevenir el deterioro mental. Sin embargo, cuando la enfermedad mental forma parte de nuestro historial genético, cuando no podemos llevar una vida satisfactoria y productiva, o cuando no conseguimos saborear las alegrías de la vida, debemos buscar ayuda profesional. Dependiendo de la gravedad de nuestras patologías, podemos necesitar el apoyo de un siquiatra, un sicólogo, un consejero o algún otro profesional de la salud.

Los siguientes signos de angustia mental requieran atención profesional:

- Dificultad para concentrarse en las actividades cotidianas.
- Experimentar emociones extremas como ira, miedo, estrés, ansiedad o depresión.
- Tener una sensación continua de fracaso, frustración o desesperanza.
- Experimentar tristeza persistente e incapacidad para sobreponerse a la melancolía.
- Pérdida o aumento del apetito y del sueño.
- Sentirse extremadamente pesimista sobre el futuro.
- Ser incapaz de seguir adelante.

Aunque ser mental y emocionalmente estables no significa sentirnos permanentemente felices o satisfechos, las personas equilibradas tienen algunos rasgos comunes que les ayudan mantener el control de sus vidas. Usualmente;

- Asumen la responsabilidad de lo que les ocurre y de sus propios actos.
- Aprenden de errores previos y no se sienten víctimas de sus circunstancias.
- Son flexibles, se adaptan a nuevas situaciones y prenden a afrontar los retos.
- Tienen fuertes vinculos sociales.
- Piensan que su vida es buena, gratificante y significativa.
- Encuentran el propósito de su vida y trabajan en sus objetivos con determinación.

La vida de toda persona se ve afectada por diversos factores estresantes, conflictos, luchas e incluso grandes pérdidas. Por consiguiente, nuestro bienestar emocional depende principalmente de nuestra capacidad para responder a esos retos, independientemente de lo que nos ocurra. De hecho, nadie está a merced de sus circunstancias y la mayoría de la gente tiene el poder de labrarse su propio destino para alcanzar un mayor bienestar.

Se afirma que los problemas forjan el carácter haciéndonos más fuertes y resistentes. Por el contrario, ser incapaces de afrontar las emociones difíciles puede llevarnos a sentirnos malhumorados, resentidos o deprimidos. Las respuestas negativas a las dificultades pueden dañar nuestra calidad de vida y afectar nuestras relaciones personales, impidiéndonos experimentar la paz mental.

Los terapeutas aconsejan que no ignoremos ni reprimamos los pensamientos o sentimientos negativos, sino que identifiquemos sus causas. Consideran que es vital comprender el significado de las emociones negativas, para poder manejarlas positivamente.

Sin duda, los seres humanos tenemos la enorme capacidad de superar los retos más difíciles, de crecer y fortalecernos ante las dificultades, y de poder alcanzar la felicidad en la vida. Además, somos capaces de adoptar mecanismos que nos permiten curar nuestras heridas emocionales. A medida que logramos superar los problemas emocionales, nos sentimos motivados para salir adelante.

El primer paso para crear una vida más plena consiste en tomar conciencia del tipo de existencia que realmente deseamos. Esto debería llevarnos a determinar no sólo las verdaderas fuentes de satisfacción y bienestar personales, sino también a identificar las barreras que nos impiden alcanzar estos objetivos. Y aunque a veces estamos a merced de fuerzas externas, en última instancia, somos responsables de las decisiones que tomamos y de la calidad de vida que llevamos. En efecto, la mayoría de las personas cuenta con la capacidad de llevar una vida satisfactoria y equilibrada.

Para alcanzar el equilibrio es esencial que asumamos la responsabilidad de nuestros éxitos y fracasos, así como de nuestra felicidad e infelicidad. Todas y cada una de nuestras decisiones de cambio o nuestros comportamientos autodestructivos tienen un impacto significativo en nuestra salud, condición física, actitud y relaciones personales.

Si algún aspecto de nuestra existencia no va en la dirección de nuestros deseos u objetivos, debemos preguntarnos qué podemos cambiar para obtener mejores resultados. Además, hay que recordar que para tener éxito en cualquier tarea o meta, es necesario evitar encontrar excusas o justificaciones que nos impidan progresar.

Según los expertos, la mayoría de las personas pueden aprender nuevos comportamientos, cambiar su mentalidad, adoptar hábitos saludables, superar las adicciones y transformar su vida. En otras palabras, somos capaces de aumentar nuestra inteligencia emocional reconociendo que casi todo puede lograrse con una buena dosis de determinación y motivación.

Factores que interfieren en nuestro equilibrio mental

1. Tener una baja autoestima

La autoestima es la opinión que tenemos de nosotros mismos y se relaciona con el valor que nos atribuimos, y a menudo, tiene un impacto directo en las decisiones que tomamos. De este modo, una alta autoestima nos lleva a hacer cosas significativas, lo que a su vez mejora nuestra propia imagen. Por otra parte, una baja autoestima nos conduce a devaluarnos y a sentirnos inferiores a los demás, lo cual daña aún más la opinión que tenemos de nosotros mismos. Los niveles más altos de felicidad suelen estar asociados con una alta autoestima.

Sentirnos insatisfechos de nosotros mismos tiene consecuencias negativas como mantener un bajo rendimiento académico y laboral, consumir drogas o alcohol en exceso, llevar un régimen alimenticio desordenado, etc. En algunos casos, incluso puede provocar comportamientos delictivos.

Las causas más frecuentes de una baja autoestima son:

- Padres negligentes que no proporcionan a los niños el cuidado, la atención y el afecto adecuados.

- Trauma, acoso o abuso, ya sea emocional, físico o sexual.

- Mala imagen corporal que nos hace sentir poco atractivos y avergonzados.

- Objetivos poco realistas que fomentan emociones negativas de fracaso e impotencia.

- Malas decisiones y comportamientos que nos hacen sentir rechazo hacia nosotros mismos.

Dado que la autoestima es un estado de ánimo,

puedes mejorar la tuya identificando las fuentes de tu insatisfacción y cambiando los comportamientos que te hacen sentir mal. Además, debes comprometerte a prestarte el cuidado y la atención que mereces y a aprender a gestionar las emociones difíciles. En la medida en que lo requieras, puedes obtener el apoyo de familiares y amigos, junto con asesoramiento profesional.

2. Tener estrés y ansiedad

El estrés y la ansiedad son quizá los conflictos mentales más comunes en nuestro acelerado y complejo mundo presente. El estrés es una respuesta negativa causada por el deseo de completar alguna tarea y no poder llevarla a cabo. La ansiedad es la sensación de desasosiego, angustia o temor que experimentamos ante un acontecimiento importante en nuestra vida.

Cuando nos sentimos estresados o ansiosos, nuestro cerebro percibe el peligro y activa los mecanismos de respuesta correspondientes. De esta forma se genera una reacción automática en nuestro sistema nervioso que prepara nuestro cuerpo para enfrentar la situación. Como resultado, se liberan hormonas y sustancias químicas como la adrenalina y el cortisol que nos ayudan a enfrentar la amenaza.

El aumento de la adrenalina y del cortisol acelera la respiración, aumentando la presión sanguínea y la frecuencia cardiaca. Ambas hormonas nos proporcionan una explosión de energía para responder adecuadamente a una situación de riesgo o peligro. Sin embargo, este mecanismo de supervivencia también puede hacernos menos racionales y más reactivos y agresivos.

Aunque el estrés y la ansiedad son condiciones naturales de la vida, un estado de estrés y ansiedad prolongado pueden ser muy perjudicial para nuestra salud física y mental. Las investigaciones demuestran que el cortisol impide que el cerebro produzca nuevas neuronas y células, provocando el envejecimiento prematuro del cerebro.

El cortisol también puede elevar la presión arterial y aumentar el riesgo de infarto de miocardio. Por otra parte, la exposición prolongada al cortisol puede tener un efecto negativo sobre el sistema inmunológico, haciéndonos más vulnerables a infecciones virales y a varias enfermedades. También puede provocar aumento de peso, subida del colesterol, diabetes e incluso, pérdida del cabello.

Es necesario afirmar que no todo el estrés es negativo o perjudicial y que algunos niveles moderados pueden aumentar nuestra productividad y creatividad. Sin embargo, la forma en que manejemos el estrés es clave para que éste se convierta en una causa de preocupación mayor o menor.

El estrés puede ser agudo, postraumático o crónico. El estrés agudo se experimenta durante un breve periodo de tiempo, y nuestro cuerpo se recupera rápidamente de él. El trastorno de estrés postraumático (TEPT) suele durar unos meses o incluso más tiempo. Es un estado de estrés mental y emocional persistente, resultado de un choque psicológico grave, una lesión o una experiencia traumática. Sus síntomas incluyen recuerdos recurrentes, ansiedad severa, pensamientos incontrolables o pesadillas sobre el suceso. La mayoría de las personas logran recuperarse del estrés postraumático ya sea con el paso del tiempo, con cuidados personales, o por medio de un tratamiento eficaz.

El estrés crónico se experimenta durante un largo periodo de tiempo debido a factores internos o externos, como la constante sobrecarga de trabajo, la pobreza, los problemas económicos, las relaciones tóxicas, etc. Este tipo de estrés es muy perjudicial para nuestra salud pues provoca enfermedades y agotamiento físico y mental.

La clave para controlar el estrés crónico o la ansiedad consiste en identificar los factores o situaciones que los provocan, ya sea en la casa, en el trabajo, en las relaciones personales o en las finanzas. Y aunque no podamos cambiar la mayor parte de las circunstancias de nuestra vida cotidiana, debemos intentar mantener estos factores bajo control. Por otra parte, el apoyo de un terapeuta puede ayudarnos a identificar las causas del estrés y a encontrar la forma de afrontarlo.

Algunas causas comunes de estrés son

- Presiones académicas, profesionales o financieras
- Cambios de vida importantes
- Pérdida de seres queridos o enfermedades
- Miedo e incertidumbre
- Expectativas poco realistas y perfeccionismo
- Preocupación excesiva por la imagen corporal
- Dificultades en las relaciones y problemas emocionales
- Desafíos para mantener un balance en la vida personal, social y profesional

Los síntomas más frecuentes de estrés crónico son:

- Dificultad para concentrarse y pensar con claridad
- Aumento de la irritabilidad y frustración
- Sentirse abrumado y fuera de control
- Pensamientos obsesivos, nerviosismo, depresión y tristeza
- Dolor de pecho, latidos acelerados del corazón y respiración rápida
- Malestar estomacal, estreñimiento o diarrea
- Cambios en los patrones de sueño y/o alimentación
- Fatiga y falta de energía y motivación
- Consumo de sustancias para hacer frente a la situación,
- Incluidos el tabaco, el alcohol y las drogas

Notas: Para saber más sobre la forma adecuada de afrontar el estrés, consulta el capítulo 11 de este libro.

3. Experimentar rupturas, pérdidas y traumas

En la vida de la mayoría de las personas hay acontecimientos tales como la muerte de un ser querido, un accidente, una catástrofe natural, un atentado terrorista, una pandemia, un divorcio o la pérdida del empleo, las cuales suelen tener un severo impacto en nuestra salud mental. Como consecuencia, podemos experimentar reacciones angustiosas que nos impiden realizar nuestras actividades cotidianas o mantener un estado de ánimo positivo.

Reconociendo que algunas dificultades de la vida pueden llegar a ser bastante dolorosas, debemos procurar encontrar la forma de sobrellevar el dolor y de adaptarnos a los cambios inesperados. Es posible que estas situaciones lleguen a convertirse en grandes oportunidades de aprendizaje o desencadenar cambios positivos necesarios. Sin embargo, cuando el impacto de estas adversidades es muy severo, resulta imperativo buscar ayuda profesional.

Algunas estrategias que pueden facilitar la recuperación después de una grave crisis son la técnica de resolución de problemas y la aceptación emocional. La resolución de problemas se centra en encontrar formas de actuar ante una situación difícil, mientras que la aceptación emocional se enfoca en gestionar nuestras respuestas o reacciones para aliviar el dolor. La técnica de resolución de problemas incluye los siguientes pasos:

- Analizar y evaluar la situación
- Pensar en formas de manejar el conflicto de forma constructiva
- Obtener consejos de alguien que haya tenido una experiencia similar
- Determinar el plan de acción a seguir

La aceptación emocional puede requerir buscar el apoyo de seres queridos o la orientación de expertos y tomar la decisión consciente de salir adelante. El principal objetivo del ajuste emocional es distraer la mente con actividades relajantes o placenteras para liberar la tensión.

Las actividades que pueden facilitar la aceptación emocional incluyen:

- Compartir nuestros sentimientos con los demás
- Desarrollar una comprensión del acontecimiento
- Encontrar alguna esperanza en la situación
- Llevar a cabo diversos tipos de ejercicio fisico
- Practicar actividades de relajación como meditación, yoga o masajes terapéuticos
- Salir al aire libre y pasar tiempo en la naturaleza

4. Tener una enfermedad crónica, un dolor debilitante o una discapacidad

Los problemas de salud, las enfermedades de larga duración o potencialmente mortales y las discapacidades pueden tener efectos perjudiciales en nuestro bienestar mental. A menudo impiden nuestro desempeño y nos causan frustración, ansiedad, desesperación e infelicidad. Además, la prevalencia de dolencias crónicas puede provocar serios problemas mentales e incluso depresión.

Es bien sabido que existe una relación recíproca entre nuestro bienestar físico y mental. De hecho, se afirma que un cuerpo sano sustenta una mente sana. Obviamente, es difícil mantener una vida equilibrada cuando nuestro cuerpo no coopera. Una mala salud física nos impide tener la motivación y la energía necesarias para realizar las actividades cotidianas regulares, mantener la autonomía personal, tener movilidad y desarrollar una actitud positiva.

Dado que muchas enfermedades crónicas se pueden prevenir, debemos vigilar nuestra salud para identificar los factores de riesgo lo antes posible. Sus efectos deben mitigarse mediante algún tratamiento y medicación, por medio de terapias contra el dolor, o haciendo cambios específicos en el estilo de vida. Al reducir la carga de estas afecciones, podemos recuperar la buena salud y aumentar nuestro bienestar mental.

Idealmente, todos podemos mejorar nuestra salud y aumentar nuestra esperanza de vida. Además, la mayoría de nosotros tenemos el potencial de desarrollar y mantener cuerpos saludables hasta la vejez. Ésta es sin duda la mejor alternativa para disfrutar de vidas productivas y evitar el dolor crónico, el sufrimiento mental, los elevados gastos médicos, los efectos secundarios de la medicación, etc.

Merece la pena repetir una y otra vez que el secreto para mantener una salud física y mental óptima es muy sencillo. La clave está en la buena alimentación, la actividad física regular, el descanso, el control de los niveles de estrés y el desarrollo de fuertes relaciones interpersonales. Cuando cuidar de nuestro cuerpo se convierte en una prioridad, estamos haciendo la mejor inversión en nuestro bienestar y felicidad.

5. Tener hábitos indeseados, comportamientos compulsivos y adicciones

Nuestros hábitos y comportamientos son indicadores de nuestra salud mental. En general, la mayoría de las personas nacen libres de malos hábitos o adicciones y poseen una adecuada salud mental. Por lo tanto, la mayoría de los hábitos indeseados y de las adicciones son creados artificialmente por nuestros comportamientos y reforzados por nuestras acciones. A menudo estos ocultan malestares, conflictos internos e insatisfacción. Por desgracia, diversas experiencias en la vida pueden llevarnos a desarrollar malos hábitos, conductas compulsivas o adicciones.

Es importante comprender que un hábito es una acción repetitiva que genera una respuesta automática en el cerebro. Evidentemente, todos tenemos buenos hábitos, como levantarnos temprano, por ejemplo, junto con comportamientos indeseables que preferiríamos no poseer, como comernos las uñas o ser tecno adictos. El cerebro no distingue entre hábitos positivos y negativos, y una vez que una rutina se vuelve automática, resulta difícil controlarla.

Los malos hábitos suelen hacernos sentir infelices o incómodos, pueden tener un impacto negativo en nuestra calidad de vida, o convertirse en obstáculos para lograr nuestras metas. Obviamente, algunos hábitos son más difíciles de modificar que otros, pero no debemos dudar en corregir los que afectan nuestra salud o nos causan gran frustración.

Una conducta compulsiva es un impulso incontrolable u obsesivo de hacer algo como consecuencia del miedo o la ansiedad. Las personas con trastornos obsesivos o compulsivos se sienten obligadas a realizar acciones de forma repetitiva, y tienen pensamientos que les generan angustia. Hay varios ejemplos de comportamientos compulsivos como lavarse las manos constantemente, estar obsesionados con la limpieza y tener una incesante necesidad de simetría.

Por su parte, las adicciones son comportamientos destructivos caracterizados por una necesidad descontrolada de hacer algo. Los adictos dependen de una sustancia o un comportamiento para experimentar placer o encontrar alivio a algún malestar. El placer o alivio experimentado es tan fuerte que las personas están dispuestas a sufrir las consecuencias negativas de sus actos, entre las cuales figuran el rechazo familiar y social, la pérdida del trabajo, la ruina económica y los problemas con la autoridad, entre otras.

Dado que muchas adicciones conducen a la discapacidad y a la muerte, se consideran enfermedades desde el punto de vista médico. Además, suelen tener un impacto devastador en la salud, la vida profesional, y las relaciones con otras personas.

Aunque no todos los malos hábitos generan adicciones, se debe tener cuidado porque algunos si pueden terminar siendo comportamientos adictivos. Por ejemplo, beber en eventos sociales puede convertirse gradualmente en alcoholismo, o ciertos hábitos alimenticios pueden llevarnos a comer compulsivamente. Una vez que un comportamiento nocivo se convierte en compulsivo, es imprescindible buscar asesoramiento y tratamiento adecuados.

Afortunadamente, la mayoría de la gente puede superar los malos hábitos, las compulsiones, e incluso las adicciones. De hecho, como ya se ha dicho antes, la mayoría de nosotros somos capaces de realizar cambios de conducta de manera exitosa. Para empezar, las adicciones y las compulsiones son problemas que pueden ser controlados, aunque requieren ayuda profesional en forma de terapia o medicación.

Por otra parte, la modificación de hábitos indeseables puede requerir apoyo profesional o no, dependiendo de cada persona. La tarea de cambiar hábitos puede llevarse a cabo con suficiente motivación, apoyo y buenas estrategias de adiestramiento. Sin duda, tomar la decisión de modificar un comportamiento perjudicial de forma permanente puede permitirnos alcanzar una vida más satisfactoria y placentera.

Nota: Para saber más sobre el tema de la modificación de los malos hábitos, consulta el capítulo 8 de este libro.

6. Fomentar el odio, la ira y el resentimiento

El odio, la ira y el resentimiento son algunas de las emociones humanas más comunes, pero cuando éstas nos dominan, tienen efectos altamente perjudiciales para nuestra salud. El rencor y la amargura son destructivos porque nos obligan a llevar en nuestro interior un insidioso bagaje sicológico.

Tendemos a experimentar ira y hostilidad cuando nos sentimos agraviados, heridos o atacados por alguien. Estas son respuestas naturales a cualquier tipo de agresión física, emocional o sexual. Incluso, algunas veces, pueden llevarnos a buscar represalias o a distanciarnos del agresor. Sin embargo, permitir que la animosidad y la hostilidad nos dominen, nos obligará a ser consumidos por estas emociones.

La ira, el odio y el resentimiento merman nuestra capacidad de razonamiento y nos impiden tomar decisiones adecuadas. Además, nos causan un gran sufrimiento moral y pueden llevarnos a hacer daño a los demás. También nos mantienen atrapados en un permanente ciclo de dolor que evita que encontremos la paz.

La ira positiva puede ser una fuerza constructiva cuando está motivada por la empatía y la compasión, dado que es un impulso que promueve el cambio. Los niveles saludables de ira son aceptables, sobre todo cuando nos damos cuenta de que no somos tratados con justicia, respeto o consideración. Sin embargo, el enfadado frecuente genera infelicidad.

Diversos estudios clínicos han documentado los perjudiciales efectos físicos y mentales de vivir obsesionados por una ofensa o agresión. Para empezar, estos sentimientos ponen a nuestro sistema cardiovascular en riesgo de sufrir enfermedades cardiacas e hipertensión. Además, deterioran nuestro sistema inmunológico y nos provocan úlceras, dolencias y depresión.

Dado que estas emociones proceden de nuestro interior, tenemos la opción de quedarnos atrapados en una ofensa, o liberarnos del dolor y del agresor, aprendiendo a perdonar. El perdón es la única forma de superar la victimización, pues nos permite canalizar positivamente la ira, recuperando de este modo nuestra serenidad.

Si no eres capaz de dominar tu ira, odio o resentimiento, debes buscar ayuda sicológica o encontrar la forma de superarlos. A continuación, encuentras algunas estrategias que te pueden ayudar a recuperar la paz emocional:

- Reconoce tus sentimientos y acéptalos
- Pregúntate por qué experimentas rabia u odio
- Haz algo relajante para calmarte durante la crisis
- Cuando estés más calmado, piensa en formas de afrontar eficazmente el problema
- Si el problema está fuera de tu control, cambia tu actitud al respecto
- Comparte tus sentimientos con alguien que pueda aconsejarte objetivamente
- Piensa en el impacto que estas emociones tienen en tu salud mental
- Entrena tu mente para que se centre en los aspectos positivos de tu vida
- Si es posible, elige recorrer el camino del perdón

El perdón tiene distintos significados e implicaciones para cada persona. Para empezar, no implica negar o reprimir nuestra ira o amargura. Tampoco significa tolerar comportamientos abusivos ni convertirnos en víctimas. Más aún, ni siquiera incluye la reconciliación con la persona que nos ha hecho daño, aunque éste es un paso opcional en el proceso del perdón.

La reconciliación empieza por aceptar que el sufrimiento forma parte de la condición humana y que nadie está exento de experimentar dolor en cualquier momento de la vida. También implica adoptar una perspectiva benévola y estar dispuestos a superar nuestra animadversión, evaluando la situación desde la perspectiva del agresor. Sin embargo, se debe reconocer que la naturaleza de ciertas agresiones puede hacerlas imperdonables.

Las siguientes acciones pueden contribuir a facilitar el proceso del perdón:

- Considera los beneficios del perdón para tu curación
- Recuerda las veces que heriste a alguien y fuiste perdonado
- Aprende cómo algunas personas logran perdonar a otras
- Determina los síntomas de tu malestar emocional
- Pon tus emociones por escrito y describe el daño que te han causado
- Busca un terapeuta o únete a un grupo de apoyo
- Toma la decisión consciente de superar el dolor por medio del perdón

El perdón puede aportar varios beneficios sicológicos y físicos, como por ejemplo:

- Mayor bienestar mental y restablecimiento de la paz interior
- Reducción de la ansiedad, la hostilidad y el estrés
- Mejora de la capacidad para gestionar los conflictos
- Fortalecimiento de las relaciones personales
- Mejora de la presión arterial y la salud cardiovascular
- Fortalecimiento del sistema inmunológico

7. Experimentar insomnio y otros trastornos del sueño

Aunque el insomnio, las alteraciones o la privación del sueño son muy frecuentes en muchas personas, pueden contribuir al desarrollo de algunos trastornos mentales como la depresión y la ansiedad. Por consiguiente, mantener hábitos de sueño saludables aumenta la posibilidad de alcanzar un sueño reparador, tranquilo e ininterrumpido.

Es imperativo que tomemos conciencia del impacto que las rutinas diarias tienen en la calidad de nuestro sueño, ya que éste desempeña un papel vital en nuestro bienestar mental y emocional.

El insomnio es un trastorno que impide conciliar el sueño y permanecer dormidos durante toda la noche. Una persona que padece insomnio suele tardar más de 30 minutos en dormirse y puede no llegar a alcanzar la fase del sueño profundo. La calidad del sueño es esencial para la recuperación y el desarrollo físico y mental pues nos ayuda a procesar información y a tomar mejores decisiones. Por otra parte, también contribuye a la consolidación de la memoria y al aprendizaje.

El insomnio puede ser agudo cuando dura sólo unos días o semanas. Esta alteración temporal suele deberse al estrés o a ciertas molestias físicas. En cambio, el insomnio crónico puede durar más de tres meses y puede experimentarse en promedio más de tres días a la semana. Suele relacionarse con malos hábitos de sueño, abuso de sustancias, medicación, ansiedad, problemas médicos o cualquier trastorno mental.

La falta de sueño tiene graves consecuencias dado que nos impide funcionar adecuadamente y deteriora nuestra productividad. Usualmente, un sueño intranquilo nos hace sentir mareados, irritables y malhumorados. Nos provoca dificultad para concentrarnos en las tareas, somnolencia diurna y agotamiento físico. Mantener una rutina de sueño adecuada puede reducir en gran medida el riesgo del insomnio y mejora nuestra salud en general.

Una de las formas más eficaces de tratar el insomnio es la terapia cognitiva-conductual (TCC). Se trata de un tipo de sicoterapia que se centra en: alterar los pensamientos y los comportamientos que nos impiden dormir, aprender técnicas para reducir el estrés y relajarnos, y facilitar el control de los horarios de sueño.

He aquí una lista de consejos saludables dados por expertos que favorecerán un sueño reparador y evitarán el insomnio crónico:

- Mantén un horario de sueño constante durante toda la semana y en las vacaciones.
- Duerme entre 7 y 8 horas cada noche.
- Exponte regularmente a la luz solar en la mañana.
- Haz ejercicio frecuentemente y sigue una dieta sana.
- Establece una rutina relajante antes de acostarte como hacer meditación guiada, tomar un baño caliente, practicar la respiración lenta, hacer rompecabezas o escuchar música instrumental.
- Haz que tu dormitorio sea cómodo, relajante y tranquilo. Reduce la exposición a la luz brillante y al ruido por la noche.
- Evita utilizar aparatos electrónicos de luz azul al menos una hora antes de acostarte.
- Cena algo ligero y temprano.
- No consumas cafeina a última hora de la tarde o por la noche.
- Reduce la ingesta de alcohol y líquidos antes de acostarte.
- Vete a la cama en cuanto empieces a tener sueño.
- Sal de la cama si no te duermes en 20 minutos.
- Realiza una breve actividad relajante (lejos de un dispositivo electrónico) antes de volver a la cama.
- Reduce el estrés y las preocupaciones en la medida de lo possible.
- Identifica los factores que te ocasionan insomnio.
- Únete a un grupo de apoyo para prevenir el insomnio en Internet.

Cuando analices los patrones de sueño, ten en cuenta la duración y la calidad de tu sueño ya que ambas son importantes. Quizá puedas aprender a determinar qué causa tu insomnio prestando atención a tus rutinas diarias. Esta autoconciencia puede ayudarte a mejorar tus hábitos de sueño.

Si sigues teniendo problemas o padeces un severo trastorno del sueño, comparte tus preocupaciones con tu médico o con un especialista para determinar un plan de acción y encontrar el tratamiento adecuado.

Otros trastornos serios del sueño incluyen la apnea del sueño, el síndrome de las piernas inquietas y la narcolepsia. La apnea del sueño hace que el cuerpo reduzca o interrumpa la respiración durante el sueño debido a obstrucciones en las vías respiratorias.

El síndrome de las piernas inquietas provoca sensaciones muy molestas en las piernas y una necesidad incontrolable de moverlas. Estos síntomas se agravan por la noche, lo que dificulta conciliar el sueño.

La narcolepsia es un trastorno caracterizado por la somnolencia y el agotamiento diurnos, los cuales provocan el sueño involuntario. Las personas que tienen narcolepsia pueden quedarse dormidas en cualquier momento y lugar.

8. Sufrir depresión

La depresión se ha convertido en un grave trastorno, o incluso en una epidemia del estado de ánimo que padecen unos 264 millones de personas en el mundo, y es considerada la segunda causa de muerte entre la población. Esta enfermedad produce un gran sufrimiento emocional que se manifiesta en tristeza persistente y en falta de interés en actividades placenteras. Se puede convertir en una dolencia intolerable y es un factor potencial de riesgo de demencia y de enfermedades cardiacas.

Hay una diferencia importante entre la tristeza y la depresión. Mientras que la tristeza es una emoción humana natural y necesaria, la depresión puede afectar significativamente la capacidad de una persona para funcionar y llevar una vida satisfactoria. Sus síntomas perturban áreas importantes de la vida de una persona, como el pensamiento, la concentración, la motivación, el sueño y el apetito. Además, fomentan la desesperanza, la frustración y el sufrimiento.

Si sufres depresión, consulta sin demora a un especialista en salud mental o a tu médico, dado que, si esta enfermedad no se trata, puede empeorar y provocar serios problemas emocionales y de comportamiento. Y, aunque controlarla suele requerir un tratamiento a largo plazo, la mayoría de las personas que sufren depresión leve o grave pueden recuperarse con la ayuda de medicamentos antidepresivos y sicoterapia.

La depresión tiene causas sociales, sicológicas y biológicas. Puede desencadenarse por acontecimientos estresantes y conflictos no resueltos que provocan un estrés emocional prolongado. También puede deberse a una crisis familiar temporal, a la pérdida del trabajo, o incluso, a expectativas de vida poco realistas.

La baja autoestima, el descuido en la apariencia personal, las fobias, el abuso del alcohol o las drogas y los ataques de pánico suelen asociarse con la depresión.

Por otra parte, la depresión puede ser genética, es decir, que algunas personas pueden nacer con predisposición a esta enfermedad, especialmente, si tienen familiares que la padecen. Existen cuatro tipos comunes de depresión:

La depresión afectiva o estacional. Es la tristeza provocada por los cambios de estación. Estos cambios de humor suelen empezar en otoño y aumentar en los meses de invierno, debido a la reducción de la luz solar. Muchas personas tienden a sentirse decaídas cuando los días se acortan, lo que provoca una disminución en sus niveles de serotonina y una producción excesiva de melatonina que aumenta la somnolencia. Además, un déficit de vitamina D también contribuye a la tristeza invernal.

El trastorno depresivo persistente o distimia. Es un tipo de depresión duradera, aunque menos grave. Les permite a las personas funcionar a diario, pero se sienten incapaces de superar sus estados de ánimo sombríos y de experimentar alegría.

La depresión crónica. Es un estado permanente de insatisfacción, tristeza e infelicidad, caracterizado por la falta de interés en actividades placenteras. Además, suele estar relacionado con trastornos de la alimentación y del sueño, acompañados por pensamientos lúgubres y tendencias suicidas.

El trastorno bipolar o maníaco-depresivo. Consiste en cambios extremos e incontrolados en el estado de ánimo, que pueden incluir episodios de depresión e irritabilidad seguidos de estados de gran euforia, entusiasmo, energía e hiperactividad.

En general, las personas pueden tener episodios ocasionales de depresión leve que pueden durar unos pocos días. Sin embargo, experimentar una melancolía persistente durante más de dos años puede convertirse en un trastorno bastante grave. Ten cuidado con los siguientes signos de depresión:

- Sentimientos de tristeza, infelicidad y sensación de vacío o desesperanza
- Falta de interés por realizar actividades regulares o divertidas
- Falta de energía, agotamiento e incapacidad de hacer incluso pequeñas tareas
- Confusión mental e incapacidad para pensar con claridad
- Problemas de insomnio o sueño excesivo
- Problemas de alimentación por la pérdida del apetito o el consumo excesivo de comida
- Irritabilidad, agitación o frustración extremas
- Pensamientos de muerte o intentos de suicidio

El tratamiento de la depresión suele incluir medicación, terapia y opciones de vida saludables. Para empezar, conviene informarse sobre este trastorno y las opciones de tratamiento disponibles, las cuales suelen depender de la gravedad de los síntomas experimentados. Es probable que se deban considerar varias opciones y medicamentos antes de encontrar el más adecuado.

Si sufres depresión crónica, ten paciencia, porque encontrar un tratamiento eficaz puede tomar tiempo. Por otra parte, debes incrementar tu determinación para superar este trastorno. Por último, no confíes sólo en los medicamentos, y prepárate para practicar el autocuidado.

Sigue las siguientes recomendaciones para tratar o prevenir la depresión:

1. Haz ejercicio regularmente para mejorar tu salud mental. Para obtener los mejores resultados haz de 30 a 60 minutos de actividad aeróbica cinco veces por semana.

2. Lleva una alimentación sana evitando los alimentos procesados y reduciendo el consumo de azúcar y de sal.

3. Toma ácidos grasos Omega-3 a partir de alimentos y suplementos de calidad; aproximadamente, el equivalente a 2.5 gramos diarios.

4. Duerme bien para mejorar el bienestar emocional y reducir los síntomas de la depresión.

5. Aumenta la fibra alimentaria para mejorar la calidad del microbioma y promover la salud mental.

6. Exponte regularmente a la luz solar al menos 15 minutos diarios por la mañana.

7. Desarrolla fuertes conexiones sociales con tu familia y amigos y evita el aislamiento.

Para recordar:

- El bienestar mental y emocional implica estar plenamente comprometidos con los demás y sentir entusiasmo por la vida.

- El estrés y la ansiedad excesivos son muy perjudiciales para la salud física y mental.

- Unos buenos hábitos de sueño son esenciales para la recuperación y el bienestar físico y mental.

- La depresión causa sufrimiento emocional y afecta la capacidad de las personas para funcionar y disfrutar de la vida.

Preguntas para reflexionar:

1. ¿Te consideras una persona mentalmente equilibrada? Explica

2. De la lista proporcionada al principio de este capítulo, ¿puedes identificar algún signo de angustia que experimentes con regularidad?

3. ¿Qué mecanismos utilizas para hacer frente al estrés cotidiano?

4. Basándote en la lectura, ¿qué comportamientos urgentes deberías modificar para mejorar tu salud mental?

Capítulo 7:

Comprensión de adicciones y conductas compulsivas

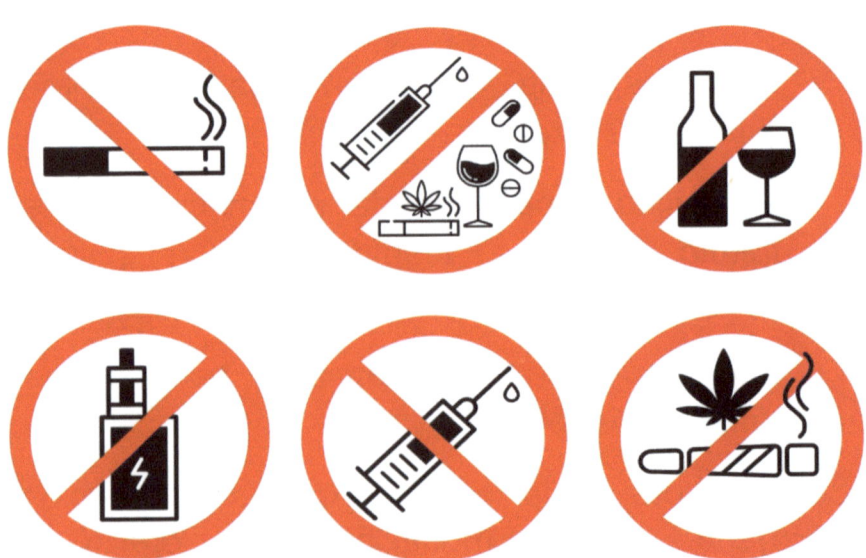

Según el último reporte de las Naciones Unidas, más de 270 millones de personas en todo el mundo consumen drogas. En la última década, las tasas de mortalidad global por opioides han aumentado alrededor de un 71% y en Estados Unidos se han producido casi un millón de muertes por sobredosis de drogas en los últimos 20 años. Por otra parte, el alcohol es responsable por la muerte de 2.8 millones de personas en todo el mundo anualmente y está asociado con el cáncer, los trastornos cardíacos, los homicidios, los suicidios y los accidentes de tráfico. De este modo, tanto las drogas como el alcohol ponen en peligro la salud de las personas en todas partes.

Parte del proceso de desarrollar nuestra sabiduría debería llevarnos a una comprensión más profunda de los riesgos del consumo de las drogas y del peligro de otros hábitos adictivos para evitar caer en las redes de algún vicio. El tomar conciencia de la naturaleza de las adicciones, puede ayudarnos a prevenir que esta epidemia afecte nuestras vidas y las de nuestros seres queridos.

Para empezar, hay que reconocer que no consumir drogas nunca o caer en comportamientos adictivos es mucho más sencillo que liberarse de las garras de una adicción. Diversas sustancias y conductas pueden atrapar a personas muy inteligentes, educadas y decentes en un remolino de dependencia, impidiéndoles llevar una vida sana y equilibrada. Además, aunque muchas personas logran liberarse de sus adicciones exitosamente, la posibilidad de una recaída siempre está presente. Desafortunadamente, la tasa de recaída entre las personas drogadictas que buscan tratamiento es muy alta.

Los adolescentes son especialmente vulnerables a caer en adicciones, y constituyen, junto con los adultos jóvenes, el grupo más numeroso de consumidores de drogas. Por desgracia, sus cerebros no están plenamente desarrollados, principalmente las regiones frontales que controlan los comportamientos e impulsos de riesgo. Aunque cada área del cerebro es responsable de tareas como la gestión de las emociones y el pensamiento crítico, a medida que cada región madura, refuerza las capacidades de la persona en las tareas relacionadas con cada región. La adolescencia es una época crítica en el desarrollo del cerebro.

El abuso de sustancias durante la adolescencia puede interrumpir el curso natural de maduración e importantes procesos del desarrollo cerebral. Suele ser asociado con alteraciones en la estructura y las funciones del cerebro. Los adolescentes que consumen sustancias adictivas necesitan un gran apoyo tanto de adultos empáticos y compañeros, así como de consejeros escolares, profesores, mentores, terapeutas, y médicos para evitar que desarrollen adicciones severas.

Las adicciones son enfermedades crónicas y progresivas que pueden ser controladas, aunque los adictos sólo se curan del todo cuando rompen el ciclo de consumo de forma permanente. Las drogas y conductas adictivas alteran el equilibrio químico normal del cerebro y cambian la forma en que sus distintas áreas interactúan. Con el paso del tiempo, el cerebro se adapta y hace que la sustancia o conducta adictiva resulte menos placentera.

Un cerebro sano suele estimular comportamientos saludables como comer bien, hacer ejercicio e interactuar con los demás, animándonos a repetir esas acciones. Por otra parte, nos permite reaccionar cuando experimentamos miedo o peligro. Además, la región frontal de nuestro cerebro nos ayuda a evaluar las consecuencias de nuestras acciones. Sin embargo, el consumo repetido de drogas daña los centros de recompensa, reacción y toma de decisiones en el cerebro.

Uno de los mayores desequilibrios causados por las adicciones está relacionado con la liberación de sustancias químicas naturales que nos hacen sentir bien como la dopamina, la serotonina y las endorfinas. Éstas hormonas contribuyen a nuestro bienestar mental y nos hacen sentir enérgicos, eufóricos, felices y tranquilos de forma natural. Sin embargo, cuando las personas desarrollan adicciones, su cerebro se inunda de dopamina y otras sustancias químicas. Al verse desbordado, el cerebro responde produciendo menos dopamina o eliminando sus receptores, lo cual provoca depresión, ansiedad, sicosis y otros trastornos mentales.

Una adicción implica un deseo intenso de algo, una pérdida del control sobre la decisión de consumirlo, una dependencia continua de alguna sustancia o comportamiento, y una alteración del estilo de vida derivada de estas acciones. Aunque cada sustancia o comportamiento afecta al cerebro de forma diferente, su abuso suele provocar consecuencias adversas que incluyen angustia emocional severa, daño a otras personas o pérdida del trabajo.

Causas de adicción y factores de riesgo

Varios factores genéticos, sicológicos y ambientales aumentan la posibilidad de que alguien desarrolle trastornos de comportamiento o adicciones. Por ejemplo:

- Los genes de una persona o los antecedentes familiares de adicción
- Crecer en un entorno disfuncional (sufrir abandono y abusos emocionales o sexuales)
- Presiones de los compañeros y de la vida escolar (dificultades con las tareas escolares, miedo a ser excluido o acosado)
- Problemas sicológicos y mentales como depresión o trastorno bipolar
- Baja autoestima
- Estilo de vida altamente estresante

Tipos de adicciones

Las adicciones pueden ser físicas, sicológicas o mixtas. Se clasifican en dos grupos principales: las químicas y las conductuales. Las adicciones químicas implican el abuso y la dependencia de sustancias, mientras que las adicciones conductuales, también llamadas trastornos del control de impulsos, implican acciones compulsivas que se llevan a cabo repetidamente, e interfieren en la vida diaria.

A continuación, se incluye una lista sustancias adictivas y de adicciones conductuales:

Adicciones químicas	Adicciones conductuales
Alcohol y tabaco	Trastornos alimenticios
Cannabis (marihuana)	Sexo y pornografía
Medicamentos con receta y analgésicos	Video juegos
Opiáceos, heroína	Internet/redes sociales/teléfono
Cocaína	Apuestas
Metanfetamina	Compras compulsivas
Barbitúricos y alucinógenos	Adicción al trabajo

La negación es un mecanismo sicológico de defensa utilizado por la mayoría de los adictos para minimizar sus problemas. Es una forma de autoengaño que le impide al individuo enfrentarse a su realidad, incluso cuando los síntomas del problema son evidentes para cualquier otra persona. Por desgracia, esta actitud puede convertirse en un serio obstáculo cuando se debe buscar ayuda o prevenir que la situación se salga de control.

Las siguientes conductas pueden indicar la presencia de adicciones:

- Problemas para gestionar el trabajo, los estudios o las responsabilidades personales
- Dificultades para relacionarse con la familia, los amigos o los compañeros de trabajo
- Comportamientos extraños e inusuales
- Retraimiento o tendencia a mantener secretos con la familia y los amigos
- Pérdida de interés en actividades que la persona solía disfrutar
- Descuido del aseo e higiene personal
- Cambios de humor que incluyen subidas a bajadas emocionales extremas
- Ataques de mal genio, irritabilidad, ansiedad o depresión
- Actitudes defensivas cuando se menciona algo sobre el consumo de sustancias o el comportamiento
- Cambios severos en los hábitos de sueño
- Cambios en los hábitos alimenticios, incluyendo pérdida o aumento excesivo de peso
- Pensamiento confuso y problemas de memoria
- Dificultades económicas o problemas con la justicia
- Compra o venta de pertenencias para poder adquirir sustancias adictivas
- Consumo de sustancias adictivas para olvidar problemas o relajarse
- Comportamientos temerarios, como conducir o trabajar mientras se consumen sustancias

Presta atención a los siguientes síntomas. Si los experimentas, busca ayuda inmediatamente:

- Antojos lo suficientemente intensos como para afectar tu capacidad de pensar en otras cosas
- Necesidad de consumir más cantidad de la sustancia para experimentar los mismos efectos
- Malestar o incomodidad si no puedes acceder fácilmente a la sustancia
- Incapacidad para dejar de consumir la sustancia
- Síntomas de abstinencia (sentirse enfermo o tembloroso) cuando intentas dejar de usar la sustancia

La rehabilitación de una adicción comienza cuando una persona toma la decisión de superar la dependencia de una sustancia. Y aunque varias personas pueden llegar a controlar las adicciones por sí mismas, la mayoría necesita apoyo profesional durante este largo y gradual proceso de recuperación.

No existe un tratamiento universal que cure todas las adicciones. Los tratamientos suelen ser individuales y a menudo requieren el apoyo de la comunidad o de la familia del paciente. Los métodos de tratamiento dependen del tipo de adicción, de las necesidades de la persona y de las opciones que ésta pueda permitirse.

Dado que la adicción es una enfermedad crónica que tiene diversos efectos sicológicos y físicos, encontrar un centro de rehabilitación o un tratamiento eficaz puede tomar tiempo y resultar complicado. Por otra parte, cada adicción a sustancias o comportamiento adictivo requiere técnicas de tratamiento diferentes según las circunstancias.

Las modalidades de tratamiento más comunes pueden incluir:

Desintoxicación medicada bajo supervision para reducir la necesidad de consumir la sustancia y controlar los síntomas de abstinencia.

Asesoramiento sobre comportamientos para identificar los factores desencadenantes de la adicción, modificar los pensamientos nocivos, controlar las emociones, mejorar las relaciones personales y aprender a afrontar las crisis.

Grupos de apoyo formados por personas que motivan a los adictos a continuar avanzando en el camino de la recuperación.

Asesoramiento en grupo para establecer relaciones con personas sobrias y mejorar las habilidades sociales e interpersonales.

Terapia familiar para sanar las relaciones deterioradas o dañadas y reconstruir la confianza entre los miembros de las familias.

Asesoramiento sobre bienestar para prevenir recaídas y promover el bienestar físico, emocional, mental y espiritual.

Para recordar

- El abuso de sustancias se asocia con graves alteraciones de la estructura y función cerebrales.

- Las drogas reducen la capacidad del cerebro de liberar sustancias químicas naturales para sentirse bien como la dopamina, la serotonina y las endorfinas.

- Las adicciones pueden ser físicas o químicas y sicológicas o conductuales.

- La negación es un mecanismo sicológico de defensa utilizado por la mayoría de los adictos para minimizar sus problemas con las drogas o su compulsión.

- La rehabilitación de los problemas de dependencia comienza cuando una persona está decidida a superar una adicción.

Preguntas para reflexionar:

1. ¿Por qué el abuso de sustancias durante la adolescencia es más perjudicial para la salud de una persona?

2. ¿Cuál es la diferencia entre las adicciones físicas y las sicológicas?

3. Si tienes una adicción, ¿estás decidido a superar tu dependencia y a buscar ayuda profesional?

4. ¿Qué modalidad de tratamiento te resultaría mejor? ¿Por qué?

Capítulo 8:

Cambio de hábitos perjudiciales para la salud

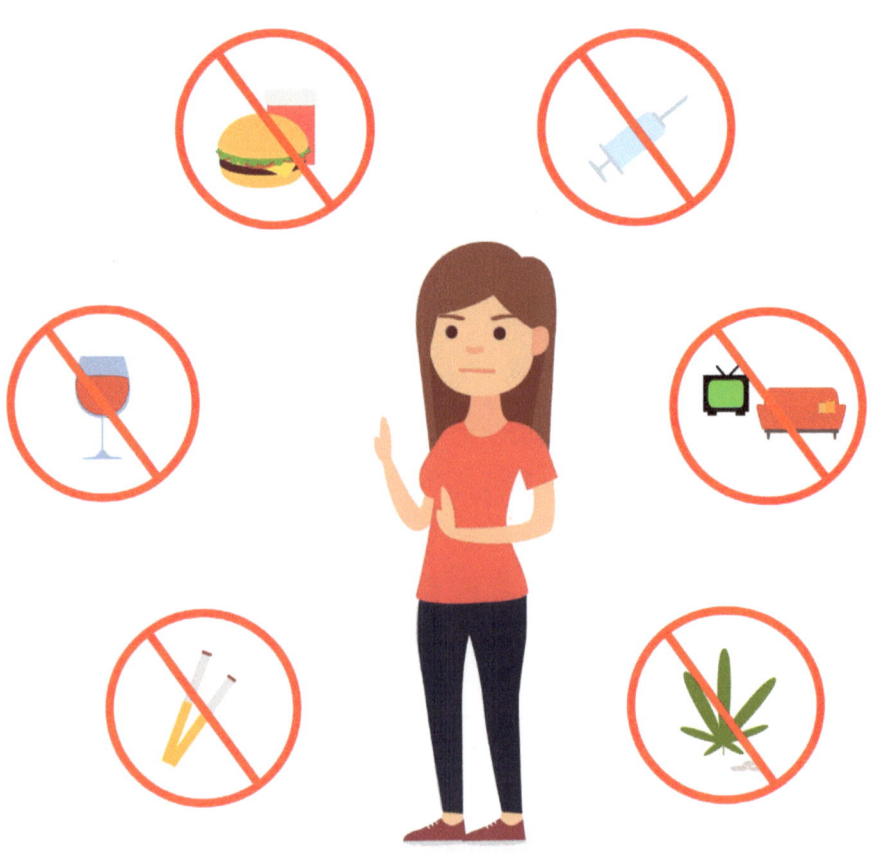

Todos los hábitos empiezan en la mente y se se refuerzan cada vez que cedemos a nuestros deseos e impulsos. Así pues, para lograr cambiar un comportamiento, necesitamos comprender el papel que desempeñan nuestros pensamientos en la forma en que se establecen nuestras rutinas.

Los seres humanos estamos dotados de un cerebro inferior o poco inteligente, el cual es responsable de la mayoría de las funciones esenciales para mantenernos vivos. Nuestro cerebro inferior regula principalmente las conductas inconscientes de supervivencia. En cambio, nuestro cerebro superior es capaz de un razonamiento y una sensibilidad superiores. Se encarga de controlar nuestra capacidad de discernimiento y la toma de decisiones lógicas.

Dado que contamos con dos áreas diferentes del cerebro, se puede explicar por qué nuestra mente puede hacer que tengamos problemas, o llevarnos a alcanzar grandes logros. De este modo, aunque nos sintamos impotentes o derrotados por un mal hábito o adicción, nuestra sabiduría interior puede ayudarnos a encontrar el enfoque adecuado para superar los comportamientos molestos o perjudiciales.

El conocimiento y la conciencia son herramientas poderosas en el proceso de tomar mejores decisiones de vida. A medida que comprendemos la naturaleza de nuestros hábitos o adicciones, podemos ser más conscientes de sus efectos perjudiciales. Del mismo modo, nos daremos cuenta de que si no logramos modificar estas conductas, estaremos condenados a llevar vidas poco satisfactorias o mediocres.

Los impulsos son pensamientos internos o fuertes voces que nos incitan a actuar de una determinada manera. A menudo transmiten necesidades falsas que nos privan de la libertad de tomar decisiones sensatas. Por lo tanto, debemos identificar sus mensajes negativos para evitar interactuar o ser controlados por ellos.

Un mal hábito se puede cambiar cuando aprendemos a ignorar esos impulsos temporales que nos llevan a hacer algo de forma precipitada. Si les prestamos demasiada atención estaremos reforzándolos, pero si logramos ignorarlos, reducirán su impacto y frecuencia. Se afirma que cuanto más repetimos una conducta, más la interiorizamos; de este modo, nos convertimos en lo que hacemos frecuentemente.

Hay varias razones que explican por qué le permitimos a nuestro cerebro inferior controlar nuestra voluntad y ser manipulados por nuestros impulsos. En primer lugar, es posible que nos cause incomodidad dominar nuestra mente. En segundo lugar, puede que carezcamos de la motivación, disciplina o convicción para cambiar nuestros hábitos. En tercer lugar, quizá el comportamiento que deseamos modificar forme parte de una rutina que nos resulta conveniente, aunque nos perjudique a largo plazo.

A menudo, buena parte de nuestras decisiones están motivadas por todo aquello que nos proporciona placer y relajación, o nos protege de emociones dolorosas. Así pues, un paso importante en un proceso de cambio consiste en identificar el propósito de los impulsos que generan las conductas indeseadas en nuestra vida. A medida que comprendamos los factores que subyacen en esas decisiones irracionales, podremos aprender a superarlas en lugar de rendirnos a sus exigencias. He aquí una lista de hábitos comunes indeseados:

- Comer en exceso
- No hacer ejercicio regularmente
- Adicción telefónica
- Adicción al café o estimulantes
- Consumir demasiado alcohol
- No usar protección solar
- Desperdiciar el tiempo
- Consumir comida rápida
- No dormir lo necesario
- Pasar demasiado tiempo en Internet
- No beber suficiente agua
- Practicar sexo sin protección
- Conducir temerariamente
- Ser pesimista

Nuestra sabiduría interior puede dotarnos de pensamientos positivos para eliminar los malos hábitos y llevarnos a tomar decisiones adecuadas. También puede darnos el poder de superar nuestras debilidades y hacer que aprendamos de nuestros errores. Sin embargo, superar un mal hábito suele requerir tiempo, esfuerzo, determinación y perseverancia. En algunos casos, también implica encontrar un enfoque individual adecuado, o buscar apoyo profesional.

Por desgracia, no existe una receta certificada ni un método universal para controlar los comportamientos indeseables, aunque hay muchos consejos disponibles tanto en Internet como en las librerías. Dado que algunas recomendaciones funcionan mejor para ciertas personas que para otras, es necesario identificar el curso de acción más eficaz según nuestras circunstancias.

He aquí algunas sugerencias prácticas dadas por expertos para superar los malos hábitos:

1. Identifica las actitudes y comportamientos que te causan daño o que interfieran con tu desarrollo. En general, el deseo de romper un mal hábito se produce cuando sientes malestar e insatisfacción emocional o cuando tu comportamiento te causa problemas en las relaciones con los demás.

Realiza una evaluación personal de lo que te hace infeliz y reflexiona sobre la necesidad de un cambio de comportamiento. A menudo, la autoconciencia despierta la llamada al cambio. No descartes ni huyas de estas emociones. Por otra parte, intenta no ponerte a la defensiva cuando alguien que te aprecia manifieste preocupación respecto a tus conductas. Las opiniones constructivas y los buenos consejos suelen ser beneficiosos para tu salud y tu desarrollo.

2. Haz una lista de varias razones por las cuales deberías cambiar el hábito. Sé lo más sincero posible cuando hagas esta autoevaluación. Considera los principales beneficios que te aportará un cambio de conducta, y quizá, el impacto que tendrá en tus seres queridos. Analiza también los riesgos relacionados con tu comportamiento actual. Revisa tu lista siempre que estés a punto de abandonar tus esfuerzos. De este modo lograrás reforzar tu determinación de seguir adelante.

3. Aprende a desarrollar una mentalidad positiva y a convencerte de que puedes cambiar. Rechaza ideas o actitudes negativas tales como: "No puedo hacerlo", "Siempre fracaso", "Es demasiado difícil" o "El cambio es imposible para mí", entre otras. Elimina cualquier pensamiento negativo que frene tu motivación, energía o entusiasmo. Una autoconversación positiva puede incluir frases como:

- Yo tengo el poder de cambiar mi hábito.

- Este cambio enriquecerá mi vida de diversas formas.

- Merezco mis esfuerzos por cambiar.

- Tengo fe en mi capacidad para mejorar.

- Me comprometo a convertirme en la mejor versión de mí mismo.

- Puedo aprender a tomar decisiones adecuadas.

- Este es el momento ideal para cambiar este comportamiento perjudicial.

- Quiero poder dar un buen ejemplo para que otras personas lo sigan.

- Agrega tus propias frases...

4. Crea un plan sencillo y realista con pasos, acciones y estrategias concretas a seguir. Implementar un cambio nunca es fácil, pero este proceso puede facilitarse estableciendo un camino que te lleve, desde donde te encuentras ahora hasta donde quieres llegar. Establece objetivos concretos y concisos. Por ejemplo, en lugar de tener un objetivo amplio como "ponerme en mejor forma", puedes plantearlo como "perder 2 kilos al mes yendo al gimnasio 3 veces por semana o caminando 30 minutos cuatro veces cada semana".

El reto de cambiar tu comportamiento debe ser lo más deliberado posible. Implica controlar los factores que favorecen o interfieren con los resultados esperados, supervisar tu progreso hacia el logro de tus objetivos, ajustar las acciones y estrategias en consecuencia, e incluso, modificar el plan original para hacerlo más realista.

Al emprender esta jornada de superación, confía en la hoja de ruta que te indicará la dirección correcta y promoverá el desarrollo de actitudes adecuadas para el cambio. Un cambio de conducta no se genera en una ilusión, sino que es el resultado de grandes y constantes esfuerzos. Sólo alcanzarás el éxito cuando avances con determinación hacia el logro de tus objetivos.

5. Tus esfuerzos por cambiar de hábito deben tener prioridad sobre la mayor parte de tus responsabilidades diarias. Un buen número de personas son propensas a sacrificar sus objetivos personales cuando sus agendas se recargan. Sin embargo, debes dar a los tuyos la importancia que se merecen o no conseguirás los resultados esperados. El fracaso en el logro de un propósito se produce cuando dejas que tus obligaciones laborales o familiares se interpongan en tu camino. Para evitar que otras actividades interfieran con tus objetivos, recuerda el impacto que éstos tendrán en tu salud y bienestar generales.

Lograr un cambio positivo en tu vida requiere tu pleno compromiso y atención. Por tanto, los pasos de tu plan de acción deben ser incorporarados a tus rutinas diarias. Ten en cuenta que los cambios duraderos no se producen instantáneamente, ya que para adoptar un hábito nuevo puede tomar unos 30 o 40 días aproximadamente.

Abandonar tu propósito cada vez que encuentres un obstáculo no debería ser una opción. Ten presente que tu cerebro inferior intentará sabotear tus esfuerzos, dándote múltiples excusas para que te aferres al estatus quo. Sin embargo, no esperes cambiar un hábito si sigues haciendo lo mismo todos los días. Experimentar un desliz ocasional es normal, pero si éstos ocurren con frecuencia, terminarán afectando tu motivación para seguir adelante.

6. Encuentra las herramientas apropiadas y el apoyo adecuado para lograr un cambio positivo. El proceso de cambiar un estilo de vida puede ser intimidatorio o desconcertante para muchas personas, dado que el desarrollo de nuevos hábitos requiere romper viejos patrones de comportamiento y adoptar nuevas conductas. Por esta razón, buscar cualquier forma de apoyo u orientación mientras enfrentas este reto te motivará a progresar.

Un elemento clave en cualquier cambio de conducta es rodearte de personas que tengan una influencia positiva en tu vida. Los familiares o amigos que se preocupen por ti y quieran lo mejor para ti, podrán apoyarte en tu lucha por mejorar tu vida. Aléjate de cualquier persona que interfiera con tu propósito de tomar decisiones que te favorezcan o que intente empujarte de nuevo a tus viejas costumbres.

Tus amigos o seres queridos pueden ayudarte a crear un entorno adecuado para el cambio, superar las dificultades que se te presenten o a mantenerte firme en tu compromiso. Además, cuando compartes tus objetivos con otras personas, les permites que te hagan responsable del seguimiento de tu avance. Cuanto más responsable seas ante los demás, más probable será que logres alcanzar tus objetivos.

Dependiendo de tus circunstancias, modificar algunos comportamientos habituales puede tener más éxito con el apoyo de un instructor o un profesional médico. Ellos pueden proporcionarte información valiosa, ayudarte a identificar recursos eficaces, o diseñar un tratamiento adecuado para ti.

Por otra parte, deberías considerar la posibilidad de explorar una amplia gama de herramientas electrónicas creadas por expertos para fomentar y mantener los cambios de vida. También puedes acceder a aplicaciones que te ayuden a aumentar la motivación y a mantenerte firme en el logro de tus metas; algunas incluso te penalizan si no alcanzas buenos resultados.

Por último, desafortunadamente el proceso de superar los malos hábitos suele ser asociado con emociones desalentadoras como el énfasis en la dificultad del proceso o el supuesto alto nivel de fracaso de las personas que realizan cambios en su estilo de vida. Esas impresiones pueden hacer que alguien se desmotive o se muestre reacio al cambio.

Al intentar modificar nuestros hábitos, la atención debería centrarse en nuestra capacidad de superar pruebas difíciles y en nuestro ilimitado potencial de mejora. Por consiguiente, debemos buscar y utilizar diversas fuentes de inspiración para generar y reforzar las actitudes positivas.

Encuentra inspiración en historias de personas que han superado sus limitaciones, que han realizado acciones sorprendentes o que pudieron salir adelante cuando se liberaron de sus hábitos perjudiciales. Déjate motivar por las experiencias de otras personas, intenta seguir sus recomendaciones y permite que tu determinación y motivación te conduzcan por la senda de la superación personal.

Para recordar:

- El conocimiento y el saber pueden enriquecernos en el proceso de tomar mejores decisiones de vida.

- Necesitas llegar a comprender las razones de tus impulsos para encontrar la forma adecuada de controlarlos.

- Las opiniones constructivas y los consejos recibidos pueden ser beneficiosos cuando emprendemos cambios de conducta.

- El reto de cambiar tu comportamiento implica identificar y controlar los factores que favorecen o interfieren con los resultados esperados.

Preguntas para reflexionar:

1. ¿Qué papel desempeña tu mente en la regulación de tus hábitos? Explica

2. ¿La mayoría de tus decisiones suelen estar controladas por tu cerebro inferior o superior?

3. ¿Qué razones te llevan a querer cambiar algún hábito molesto o indeseable?

4. ¿Sueles recibir algún tipo de apoyo mientras modificas alguna conducta?

Capítulo 9:

Desintoxicación tecnológica para recobrar la salud mental

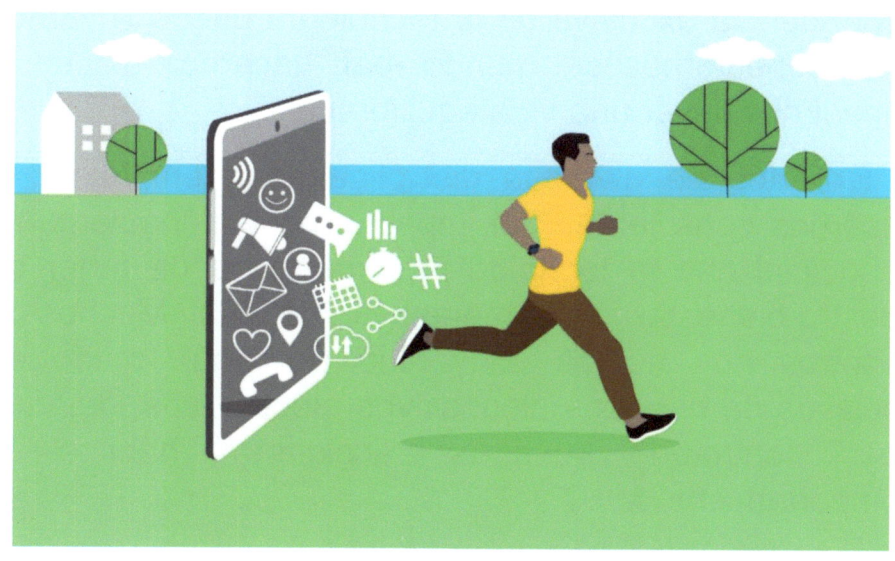

El impacto de la tecnología moderna en nuestra vida cotidiana es desmesurado. Por una parte, este asombroso logro humano fomenta la innovación, aumenta la productividad, promueve la creatividad y mejora la calidad de nuestras vidas. Todos dependemos de la comodidad del mundo digital para realizar la mayoría de nuestras tareas cotidianas porque nos ofrece ventajas tales como el acceso instantáneo a la información y la conectividad total.

Sin embargo, la tecnología también posee grandes desventajas, como la sobrecarga de información y de comunicación, al igual que la intrusión en nuestra privacidad, entre otras cosas. De igual forma, la dependencia excesiva de la tecnología puede llevarnos a desconectarnos del mundo real, hacernos adictos e impedirnos llevar una vida equilibrada.

Expertos de diversas disciplinas han empezado a hacernos conscientes del impacto incuestionablemente perjudicial que la tecnología moderna puede tener en nuestro bienestar físico, mental y emocional. Muchos de nosotros nos hemos convertido de algún modo en esclavos de nuestros dispositivos electrónicos, dejando que controlen nuestras acciones, hábitos y comportamientos.

Usualmente, las personas que son incapaces de liberarse del férreo control de sus teléfonos, computadoras o pantallas sufren angustia sicológica o problemas de conducta a niveles nunca vistos. Para superar los efectos negativos del mal uso de la tecnología, debemos tomar consciencia de sus peligros y de la forma cómo nos afecta a nivel personal.

Los expertos afirman que el uso excesivo de la tecnología puede aumentar los niveles de estrés, el aislamiento social, la inactividad física, la falta de sueño, la depresión y la demencia. Por desgracia, cerca del 70% de las personas de 25 a 35 años son altamente dependientes de sus teléfonos: los llevan a todas partes y los utilizan todo el día ya sea en la escuela, o para trabajar, entretenerse y hacer compras. Las estadísticas indican que el individuo promedio pasa unas siete horas mirando una pantalla y unas dos horas en las redes sociales.

La tecnología moderna ha cambiado nuestro entorno social, haciendo que muchas personas se sientan malhumoradas, ansiosas, distraídas, aisladas y agotadas. Además, nos está haciendo menos capaces de tomar decisiones acertadas y menos proclives a establecer o mantener relaciones personales estrechas. Sin embargo, se supone que la tecnología debería hacernos la vida más fácil, no disminuir nuestra felicidad ni causarnos sufrimiento emocional. Por desgracia, aunque muchas personas reconocen que tienen una relación problemática con la tecnología, son incapaces de controlar sus hábitos digitales.

El primer paso para superar los efectos adversos de la compulsión digital consiste en diferenciar los buenos usos de la tecnología de los tóxicos. Al desarrollar una conciencia de los diversos síntomas de dependencia digital, podemos empezar a establecer límites personales, hacer que nuestros dispositivos sean menos invasivos o someternos a una desintoxicación digital.

Sé consciente de los siguientes síntomas de dependencia digital:

- Sentir una necesidad incontrolable de mirar el teléfono con regularidad.

- Realizar varias tareas con diversos dispositivos simultáneamente.

- Experimentar ansiedad cuando no tienes tu teléfono o dispositivo disponible inmediatamente.

- Descuidar tus responsabilidades o no concentrarte en tareas relevantes porque estás inmerso en el uso de un dispositivo.

- Sentir incomodidad al interactuar o socializar con personas frente a frente.

- Pasar más tiempo con amigos virtuales que con familiares o amigos en persona.

- Navegar con frecuencia por sitios web para estar al día sobre las últimas noticias.

- Pasar demasiadas horas explorando las redes sociales o en videojuegos, y poco o ningún tiempo, haciendo ejercicio o practicando deportes.

- Tener tres o más cuentas en redes sociales.

- Sentir una preocupación excesiva por las actualizaciones, los estados y los "me gusta" de las redes sociales.

- Sentir la necesidad de comprar y usar aparatos electrónicos, productos de software y juegos digitales con frecuencia.

- Recibir la recomendación de disminuir el uso de tus dispositivos de parte de un ser querido.

Dado que la tecnología y la comunicación digitales formarán parte de nuestra vida y que no podremos funcionar sin nuestros dispositivos electrónicos, debemos aprender a navegar por los entornos virtuales con cautela, y a encontrar formas de evitar caer en una excesiva estimulación tecnológica.

Estar expuestos regularmente a una sobreestimulación digital altera nuestra química y balance cerebrales. Por una parte, un cerebro inquieto es incapaz de desconectarse o relajarse, y por otra, una excesiva estimulación tecnológica nos impide mantenernos alejados de nuestros dispositivos digitales. Con el tiempo, este continuo estrés nos provoca malestar emocional, cansancio y agotamiento. Por esta razón, no debemos dejar que la excesiva dependencia digital llegue a convertirse en una adicción tecnológica.

A diferencia de los seres humanos, nuestros dispositivos no poseen consciencia, capacidad de toma de decisiones, o habilidad de utilizar nuestro tiempo de forma productiva. Tampoco tienen sentimientos, emociones y propósitos de vida. Por consiguiente, determinar cómo actuar adecuadamente es nuestra propia responsabilidad. La dependencia excesiva de los dispositivos tecnológicos puede llevarnos a sacrificar nuestra libertad personal haciendo que las empresas tecnológicas u otras personas manejen nuestras vidas por nosotros.

Debemos recordar que hay mucho más en la vida que leer mensajes de texto, ver videos virales, consumir noticias o actualizaciones en las redes sociales, chatear, hacer compras por Internet o jugar videojuegos. El mundo "real" sigue ofreciendo una amplia variedad de experiencias gratificantes, actividades agradables e interacciones significativas que nos producen felicidad y satisfacción personal.

Ser una persona altamente funcional depende de la capacidad de pensar de forma autónoma, establecer relaciones significativas, desarrollar un sentido positivo de la autoestima y forjar vidas con sentido y propósito. Por desgracia, el consumo excesivo de tecnología y redes sociales puede llevarnos a convertirnos en personas disfuncionales.

Según algunos estudios existe una correlación entre el uso frecuente de las redes sociales y los niveles de ánimo bajos o negativos. Los investigadores han llegado a la conclusión de que las redes sociales provocan estrés y ansiedad cuando tomamos decisiones basándonos en lo que hacen los demás, y no en lo que nosotros necesitamos o queremos. Además, las acciones y circunstancias de otras personas pueden alterar nuestros criterios personales, obligándonos a vernos a través de los ojos de los demás. Obviamente, vivir según los valores y pautas de otras personas puede perjudicar nuestro equilibrio emocional.

Dejar a un lado nuestros dispositivos electrónicos tiene grandes ventajas, sobre todo si éstos interfieren con nuestro bienestar y productividad. Decidir no entregarnos a los placeres que nos brinda el mundo digital ni someternos a la esclavitud de la opinión pública tiene resultados excepcionales para la salud mental. De este modo, llevar a cabo una desintoxicación digital puede contribuir a mejorar nuestras actitudes, fortalecer las relaciones personales y mejorar la calidad de nuestro sueño.

Una desintoxicación digital está orientada a sustituir los hábitos tecnológicos problemáticos o poco saludables por otros más sanos. A menudo requiere que nos tomemos un descanso de todos los dispositivos electrónicos o que reduzcamos el tiempo frente a una pantalla durante un determinado periodo de tiempo. También puede incluir abstenerse de usar el teléfono, el Internet, la televisión, las redes sociales, los videojuegos, o chatear, etc. Normalmente, el tiempo que se pierde con un aparato digital puede llenarse con actividades gratificantes que mejoren nuestra calidad de vida.

Una desintoxicación tecnológica puede permitirnos recuperar nuestra autonomía y poder de decisión. Se puede conseguir mediante el autocontrol para superar los impulsos de gratificación instantánea, o con ayuda profesional y terapia, si no podemos dominar nuestros propios hábitos digitales.

Pasos de un plan de desintoxicación digital

- Controlar el tiempo que pasas diariamente en Internet
- Analizar tus hábitos tecnológicos y determinar los comportamientos que deben mantenerse bajo control o eliminarse por completo
- Identificar por qué necesitas modificar estos hábitos tecnológicos
- Establecer tus propios objetivos y crear reglas para tu desintoxicación digital
- Determinar cómo y cuándo tendrás tiempo libre de tecnología
- Comprometerte a modificar el mal hábito y hacerte responsable por lograrlo.
- Crear rutinas positivas para sustituir las que necesitas cambiar
- Intentar salir de casa para ir al gimnasio, practicar un deporte o dar un paseo.
- Evalúar y recompensar tus logros con regularidad
- Utilizar una aplicación de desintoxicación digital o un bloqueador de sitios web para recuperar el control de tu tiempo.
- Bloquear Internet temporalmente utilizando programas como Autocontrol o Freedom.
- Buscar un compañero que te apoye en este propósito.
- Evitar hacer múltiples tareas en varios dispositivos a la vez para prevenir la sobreestimulación.
- No utilizar el teléfono mientras comes, conduces, haces ejercicio, duermes o te relacionas con familiares y amigos.

Romper el ciclo de las conductas digitales adictivas no resulta fácil para nadie, pues implica reconocer el problema y adoptar hábitos positivos para mejorar tu vida. Acepta que es posible prosperar en un mundo tecnológicamente avanzado haciendo un uso prudente, responsable y consciente de tus dispositivos, pero sin someterte a ellos. Proteger tu salud mental requiere controlar tus propios hábitos y fomentar aquellos que promuevan la buena salud, la armonía interior y la paz emocional.

Para recordar:

- La dependencia excesiva de la tecnología puede desconectarte del mundo real y llevarte a la adicción, impidiéndote mantener una vida equilibrada.

- La tecnología moderna ha cambiado los entornos sociales, haciendo que la gente se sienta malhumorada, ansiosa, distraída y aislada.

- Estar expuesto regularmente a la sobreestimulación digital altera la química del cerebro y su equilibrio.

- El tiempo que se pierde con un aparato digital puede ocuparse con actividades satisfactorias que mejoren tu calidad de vida.

Preguntas para reflexionar:

1. ¿Has experimentado personalmente algún inconveniente con el uso de la tecnología? Explica

2. ¿Tienes dependencia de tus aparatos electrónicos y graves dificultades para alejarte de ellos?

3. De la lista proporcionada en este capítulo, ¿qué signos de tecno adicción experimentas?

4. ¿De qué manera podría mejorar tu calidad de vida si reduces el tiempo que pasas frente a una pantalla?

5. ¿Necesitas una desintoxicación digital para frenar tus hábitos tecnológicos poco saludables? ¿Requieres ayuda professional?

Capítulo 10:

Beneficios de las prácticas espirituales y religiosas en el bienestar

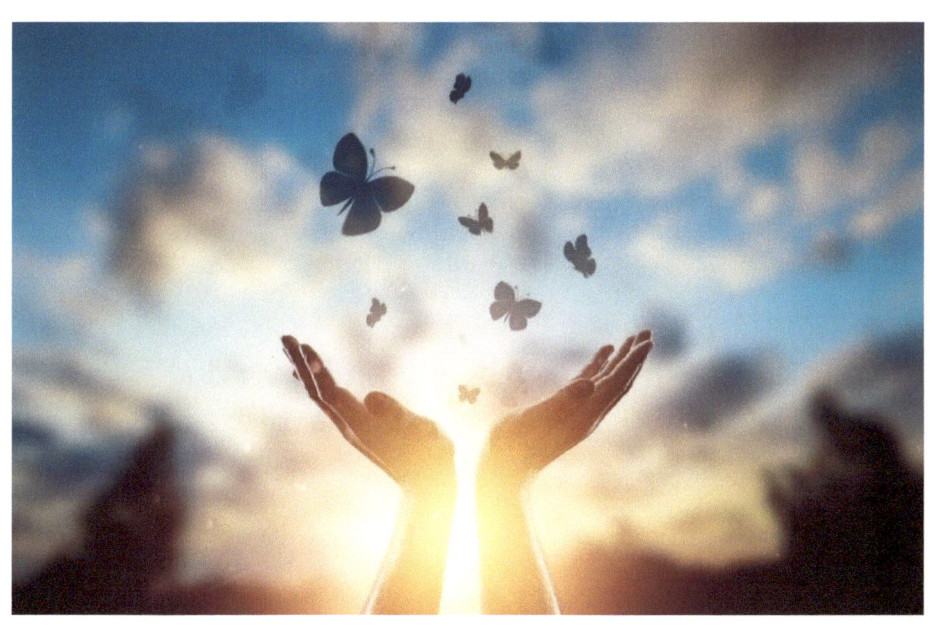

La mayoría de las culturas del mundo reconocen la importancia de las actividades espirituales o religiosas en nuestra vida cotidiana. Estas pueden ayudarnos a encontrar el sentido y el propósito de nuestra existencia, afrontar mejor la adversidad y traer paz y armonía a nuestra mente. Sin embargo, la secularización de las sociedades modernas ha provocado un descenso en la espiritualidad y participación religiosa, lo cual coincide con un aumento en los trastornos mentales, la ansiedad y diversos problemas emocionales entre la población.

Actualmente, mucha gente que piensa que creer en Dios o tener una auténtica vida espiritual es inútil e incluso irracional. Es posible que estas personas no encuentren suficientes pruebas de la existencia de un ser superior, o bien que esperen que la ciencia les dé respuestas razonables a los cuestionamientos esenciales de la vida. Pero, quizá no tengan presente que la misteriosa esencia de Dios no puede articularse adecuadamente con las limitaciones de la mente humana.

Actualmente, muchos adolescentes y adultos suelen pasar más tiempo en sus entornos digitales que en prácticas espirituales o religiosas. Y aunque cerca del 75% de los adolescentes y adultos jóvenes se consideran religiosos o espirituales, es menos probable que recurran a Dios en momentos de incertidumbre o de crisis personales.

A medida que más personas revelan una falta de confianza o compromiso con las religiones y prácticas espirituales tradicionales, e incluso una cierta indiferencia hacia Dios, el progreso tecnológico sin precedentes del que disfrutan no logra proporcionales la felicidad, realización y satisfacción que buscan. Como consecuencia, hay cada vez más gente infeliz en el mundo. Las preguntas obvias que deben plantearse son: ¿Qué falta en su vida? o ¿Atraviezan una severa crisis espiritual?

Desarrollar la sabiduría espiritual o religiosa nos permite experimentar los misterios del universo, maravillarnos ante el milagro de nuestra existencia y tomar conciencia de la trascendencia de nuestra realidad interior. Por otra parte, nos guía en la reflexión sobre dilemas relevantes como nuestro origen, el destino, la mortalidad, el sufrimiento y la injusticia, entre otros. En otras palabras, conecta nuestras preocupaciones intelectuales con nuestras luchas existenciales.

Aunque los conceptos de religión y espiritualidad suelen estar asociados, sus prácticas pueden llegar a ser muy diferentes. La religión es un sistema organizado de creencias aceptadas por una comunidad de fe, mientras que la espiritualidad es una actitud mental individual que conecta a una persona con un poder sagrado más allá de sí misma. Hay que aclarar que en este análisis no se establece una distinción significativa entre estos dos conceptos.

En general, la ciencia médica se ha mostrado reacia a establecer una conexión entre las prácticas religiosas o espirituales y nuestro bienestar general. Sin embargo, varios estudios científicos, publicados en prestigiosas revistas médicas recientemente, han determinado que éstas aportan grandes beneficios a nuestro cuerpo y mente. En consecuencia, la mayoría de los centros médicos en varios países cuentan con el apoyo de clérigos o consejeros espirituales para sus pacientes.

Según estudios realizados en el Centro Médico de la Universidad Duke, basados en datos estadísticos bien documentados, se afirma que las personas profundamente religiosas experimentan una mejor salud y tienden a vivir más tiempo que aquellas que no lo son. Más aún, la participación religiosa parece favorecer la curación y la supervivencia, incluso en personas gravemente enfermas, proporcionando así un efecto protector contra la mortalidad.

Por otra parte, investigaciones adicionales indican que las personas auténticamente devotas que asisten regularmente a servicios religiosos experimentan una mayor satisfacción y felicidad que las que son menos activas en su fe. Las personas piadosas gozan de beneficios tales como:

- Menos estados emocionales negativos-o- problemas mentales
- Menores niveles de ansiedad, depresión-o- suicidiox
- Menos abuso del alcohol y las drogas
- Menos conductas temerarias o de riesgo¤
- Bajos niveles de delincuencia y criminalidad
- Mejores habilidades para afrontar-los problemas
- Más actitudes positivas frente a la vida

Es importante señalar que, las creencias espirituales y religiosas también pueden utilizarse de forma destructiva y perjudicial. Las prácticas asociadas con grupos religiosos extremistas o fundamentalistas y con varias sectas suelen fomentar la violencia, la intolerancia, la discriminación y la discordia. Sin embargo, los comportamientos religiosos irracionales de algunos individuos no deben impedir a otros desarrollar una profunda vida espiritual que pueda llegar a convertirse en fuente de fuerza y paz interiores.

Una fe sólida no es sólo uno de los recursos curativos más eficaces de que disponemos, sino también una fuente de inspiración y de emociones positivas como la gratitud, la generosidad, el consuelo, y la serenidad, entre otras. En cambio, la reticencia a buscar a Dios puede provocar sentimientos de insatisfacción personal, soledad, desesperanza y sufrimiento en muchas personas. Sin duda, una de las mayores ventajas de formar parte de una comunidad de fe es que nos permite recibir el apoyo de otras personas en los momentos difíciles.

Los seres humanos en general desean establecer una conexión espiritual con un poder superior para enfrentar la incertidumbre y dar sentido a sus vidas. De hecho, la mayoría de las comunidades religiosas se centran en la importancia de desarrollar una relación de confianza con Dios para poder experimentar su amor, protección y gracia. Además, conciben a Dios como la inteligencia perfecta que los ilumina y es fuente de toda bondad.

Usualmente las religiones utilizan diversas herramientas para facilitar el crecimiento espiritual de sus fieles y llevarlos a sentir la presencia de Dios. La oración, la meditación, la contemplación y la conciencia plena son experiencias íntimas que aportan restauración espiritual a nuestras mentes. También contribuyen a transformar nuestra visión del mundo y logran silenciar el ruido provocado por temores, preocupaciones y frustraciones.

Las prácticas religiosas y espirituales nos recuerdan que nuestras vidas trascienden los propósitos individuales y que debemos ayudar a quienes nos rodean. Cuando compartimos nuestros talentos y habilidades con los demás, estamos creando un mundo mejor. Al promover valores como la bondad, la generosidad, la compasión y el perdón, también contribuyen a fomentar la armonía entre las personas. De este modo, no sólo mejoramos nuestras relaciones afectivas, sino que reforzamos nuestra propia salud mental y emocional.

A nivel personal, puedo decir que la oración ha cambiado el rumbo de mi vida y la dota de una alegría permanente. Confío plenamente en el poder de la oración para superar los diversos retos que enfrento, dado que me da fortaleza en momentos de angustia o incertidumbre. Por otra parte, tener una profunda fe en Dios incrementa mi paciencia y tolerancia. Sin duda, pienso que es la mejor medicina para un corazón agobiado o desanimado.

La oración aumenta mi sabiduría interior y me hace valorar aún más las innumerables bendiciones que se manifiestan en mi vida. Además, libera mi mente de la prisión del victimismo, promoviendo el desarrollo de una mentalidad positiva. Estoy segura de que la práctica diaria de la oración puede conducir a una plena renovación mental y emocional, ya que por este medio muchas personas llegan a experimentar la presencia de Dios.

Suelo empezar cada día con unos momentos de oración y reflexión espiritual en los cuales pido a Dios que guíe mis acciones, despierte mi gratitud y me conceda sabiduría. Mientras me preparo para afrontar el nuevo día, le abro mi corazón y busco su presencia. Esta compenetración fraterna suele llenar mi mente de una profunda serenidad.

Las crisis personales pueden llevarnos a reexaminar nuestra relación con Dios y a orientar nuestra atención hacia nuestra fe. Los contratiempos y los conflictos nos recuerdan que un alma descuidada también forma parte esencial de nuestra humanidad. Y del mismo modo que nuestro cuerpo necesita alimento, nuestro espíritu debe nutrirse con experiencias basadas en la fe para incrementar nuestro bienestar.

Construir una auténtica vida religiosa es un camino que empieza con la búsqueda de la presencia de Dios en tu vida y convierte este objetivo en una prioridad. Esta meta se alcanza por diversos medios que incluyen la oración constante, las plegarias colectivas, las prácticas espirituales y las lecturas inspiradoras. A medida que avanzas en esta senda, descubrirás que la plena confianza en Dios es el instrumento más eficaz para navegar en las agitadas aguas de este mundo. Una fe profunda podrá ayudarte a salir de la oscuridad en cualquier dificultad, te dará la capacidad de apreciar la extraordinaria fortuna de estar vivo, e incluso, te permitirá disfrutar la perspectiva de una vida eterna.

Para recordar:

- Desarrollar la sabiduría espiritual o religiosa nos permite experimentar el misterio del universo y maravillarnos ante el milagro de nuestra existencia.

- Estudios científicos demuestran que las personas profundamente religiosas experimentan mejor salud y viven más que los que no lo son.

- Una fe profunda es uno de los recursos curativos más eficaces que existen, pues restaura el alma y la mente.

- Construir una vida espiritual o religiosa sólida puede lograrse mediante la oración constante, las plegarias colectivas, las prácticas espirituales y las lecturas inspiradoras.

Preguntas para reflexionar:

1. ¿Cuál es el estado de tu vida espiritual o religiosa actual? Explica

2. ¿Crees que convertirte en una persona más espiritual o religiosa podría incrementar tu satisfacción en la vida?

3. ¿Qué beneficios aportaría este cambio a tu salud o a tu estado mental y emocional?

4. ¿Has tenido alguna crisis personal en el pasado que te haya hecho reexaminar tu relación con Dios o con un poder Superior?

Capítulo 11:

Relajación: alivio del estrés de forma natural y eficaz

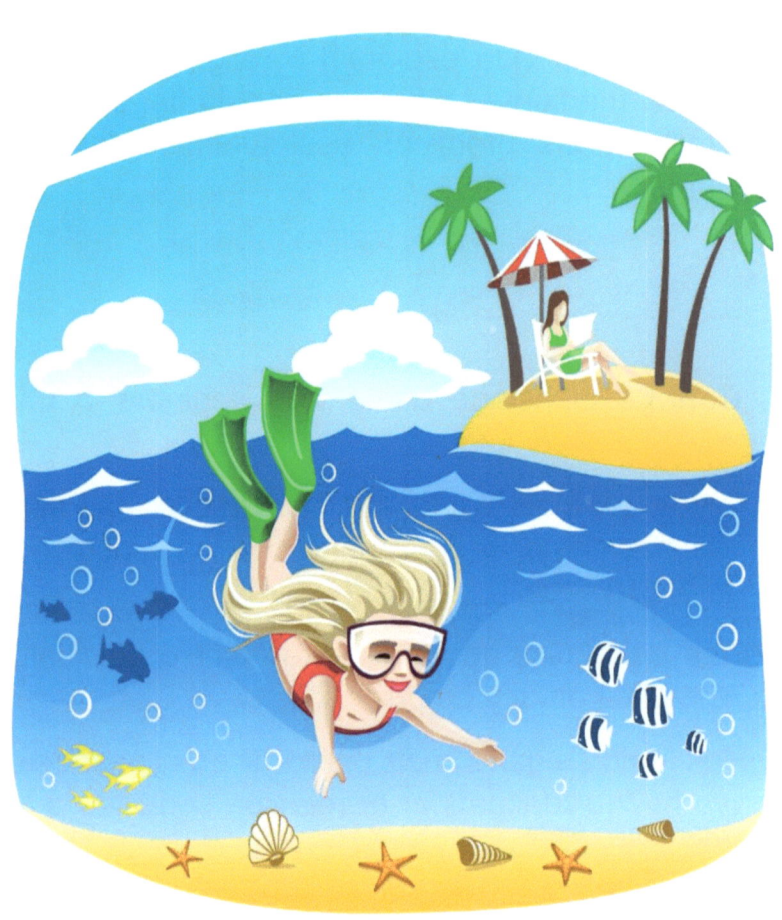

La mayoría de nosotros vivimos en un mundo acelerado que nos impide liberarnos de múltiples factores estresantes. Es así como cada día estamos expuestos a distracciones que no sólo nos quitan tiempo, sino que llenan nuestra mente de ansiedad y agitación permanentes. Ante la carencia de silencio y tranquilidad, algunas personas adoptan prácticas poco saludables para controlar el estrés como beber compulsivamente, consumir drogas, fumar o comer en exceso.

Sin embargo, hay un buen número actividades que pueden ayudarnos a sentir bien y aumentar nuestro bienestar general. Estos recursos positivos nos permiten reducir intencionadamente el asedio permanente de nuestros dispositivos electrónicos, alejarnos de la prisa de nuestra vida cotidiana y crear espacios curativos para recuperar nuestro equilibrio mental y nuestra paz interior.

Entre los remedios naturales que podemos usar para reducir el estrés figuran:

1. Practicar la respiración profunda para el bienestar. La respiración proporciona oxígeno, el cual aumenta el nivel de sustancias químicas de alta energía en nuestro cuerpo. Además, el proceso intencional de respirar lenta y profundamente ayuda a las personas a liberarse del estrés y la ansiedad de forma significativa. Dado que el estrés desempeña un papel importante en el desarrollo de diversas enfermedades, el uso de técnicas de respiración puede romper con los patrones de tensión que encontramos diariamente.

Los efectos terapéuticos de la respiración rítmica consciente son evidentes para quienes la practican con regularidad; además, son reconocidos por la comunidad médica. La respiración profunda reduce la frecuencia cardiaca y la tensión arterial, mejora el estado de ánimo, reduce el dolor y mejora nuestra productividad. Sin embargo, el efecto más útil de la respiración es la paz interior que nos permite sentirnos relajados y equilibrados.

Existen distintas técnicas de respiración que puedes utilizar para relajarte.

He aquí algunos ejemplos:

La secuencia de la respiración 4-7-8
– Siéntate en una posición cómoda con los ojos cerrados
– Inhala por la nariz mientras cuentas mentalmente hasta 4
– Aguanta la respiración mientras cuentas mentalmente hasta 7
– Exhala por la boca mientras cuentas mentalmente hasta 8
– Repite este patrón respiratorio al menos cinco veces más

La respiración abdominal

- Siéntate o ponte en una posición cómoda con los ojos cerrados
- Coloca una mano sobre el vientre y la otra sobre el pecho
- Inhala profundamente por la nariz y el vientre
- Deja que tu vientre empuje tu mano
- Exhala lentamente a través de los labios fruncidos
- Utiliza la mano en el vientre para expulsar todo el aire
- Repite esta técnica al menos ocho veces más

La respiración nasal alterna

- Siéntate en una posición cómoda con los ojos cerrados
- Levanta la mano derecha hacia la nariz
- Exhala completamente y utiliza el pulgar derecho para cerrar la fosa nasal derecha
- Inhala por la fosa nasal izquierda y luego cierra la fosa nasal izquierda con el dedo
- Abre la fosa nasal derecha y por este lado
- Inhala por la fosa nasal derecha y ciérrala con el dedo
- Abre la fosa nasal izquierda y exhala por este lado
- Así se completa un ciclo
- Repite el ciclo durante cinco o diez minutos

2. Hacer meditación. Esta práctica ha sido reconocida como un medio esencial hacia el bienestar mental y la longevidad. Un objetivo principal de la meditación es eliminar los pensamientos caóticos de nuestra mente y sustituirlos por una sensación de calma y de atención al momento presente. Dado que logra conectar nuestra mente, cuerpo y espíritu, nos lleva a liberarnos de los estímulos externos y concentrarnos en nuestro mundo interior.

La meditación es conocida por aliviar el estrés y la ansiedad, por hacernos detener en medio del bullicio, por llevarnos a aceptar las emociones difíciles y por ayudarnos a alcanzar la armonía interior. Y aunque a menudo es asociada con prácticas religiosas y espirituales, puede ser desarrollada por cualquier persona, independientemente de sus creencias.

Hay diversos tipos de técnicas de meditación entre las cuales puedes elegir la que más te agrade. Explora algunas de ellas en Internet a través de sitios web y aplicaciones gratuitas o de pago.

Tipos de prácticas de meditación	
Concentración plena	Trascendental
Espiritual	Progresiva
Enfocada	Bondad amorosa
Mantra	Visualización

La meditación se ha hecho muy popular en todo el mundo dado que muchas personas experimentan sus grandes beneficios. Se plantea que 30 minutos de meditación diaria pueden aliviar los síntomas leves de la ansiedad y actuar como un antidepresivo. Se recomienda que los principiantes hagan sesiones de 5 a 10 minutos. Para empezar, debes identificar un estilo de meditación y practicarlo regularmente hasta que te resulte cómodo y agradable.

Se cree que la práctica regular de la meditación tiene muchas ventajas y nos lleva a sentirnos felices.

Beneficios de la meditación

- Mejora la concentración y la capacidad cognitiva
- Reduce la agresividad y los arrebatos de ira
- Mejora el manejo de las emociones
- Aumenta la paciencia, tolerancia y empatía hacia los demás
- Ayuda a controlar conductas compulsivas o adictive
- Incrementa la fuerza de voluntad y la autodisciplina
- Mejora la calidad del suelo
- Aumenta la tolerancia al dolor
- Refuerza el sistema inmunológico y promueve un envejecimiento saludable
- Mejora el estado de ánimo y el pensamiento positivo
- Disminuye el estrés, la ansiedad y la depresión

Compartir los sentimientos con los demás. De niños, se nos enseña a expresar emociones positivas y a reprimir sentimientos incómodos, como la ira, la tristeza, la frustración y el miedo. Pero las emociones no son ni buenas ni malas. Son sólo respuestas instintivas a experiencias y acontecimientos de la vida. Así pues, reconocer nuestros sentimientos y ser comprendidos por los demás son necesidades humanas básicas.

Muchas personas sienten vergüenza o temor de compartir los sentimientos con sus seres queridos, amigos y colegas. Es posible que no quieran parecer vulnerables o ser juzgados e ignorados. Sin embargo, ocultar las emociones que nos causan daño puede provocar agotamiento, crisis o enfermedades, mientras que hablar de nuestras preocupaciones con nuestra red de apoyo nos ayudará a validar esas emociones, entre otras cosas.

Recibir apoyo emocional puede suponer una gran diferencia en la forma en que afrontamos nuestros problemas o sentimientos, sobre todo cuando parecemos incapaces de manejar una crisis personal. Comunicar y analizar nuestras preocupaciones con alguien en quien confiamos, ya sea un terapeuta o un grupo de apoyo, puede darnos una nueva perspectiva y llevarnos a liberar tensiones, quitándonos un gran peso de encima.

Además, expresar nuestros pensamientos y emociones interiores nos ayuda a conectar con los demás de forma significativa. La comunicación eficaz es vital para establecer y mantener relaciones sólidas. En las relaciones sanas, las personas son mutuamente receptivas a las necesidades de los demás y usualmente estan dispuestas a establecer un diálogo abierto y sincero.

Aunque no siempre es posible tener una comunicación eficaz, es tu responsabilidad encontrar formas adecuadas de expresar tus sentimientos. Las siguientes recomendaciones facilitarán este proceso:

- Evita las discusiones acaloradas en los momentos de desacuerdo
- Tómate tiempo para analizar tus emociones antes de hablar de ellas con los demás
- Encuentra una oportunidad adecuada para comunicar tus sentimientos a otra persona
- Si es posible, planifica la conversación con anticipación
- Asegúrate de que recibes atención de la otra persona
- Mantén la calma y elige un enfoque no conflictivo
- Sé sincero y directo, pero presta atención a tu lenguaje corporal
- Esfuérzate por ser un oyente atento
- Si el diálogo cara a cara se hace difícil, expresa tus emociones por escrito

3. Escuchar, tocar y componer música. El poder terapéutico de la música para mejorar la salud mental general está reconocido en el mundo médico desde hace muchos años. La música se ha convertido en una herramienta curativa para tratar dolencias mentales y físicas en hospitales, centros de rehabilitación, escuelas, residencias de ancianos y hospicios.

Escuchar, tocar y componer música son actividades placenteras que desencadenan respuestas positivas en el cerebro y liberan hormonas del bienestar, como la dopamina y las endorfinas. Algunos tipos de música pueden ser calmantes o relajantes, mientras que otros pueden ser energizantes y vigorizantes. No hay duda de que la música es un eficaz potenciador del estado de ánimo y un distractor del estrés, porque entretiene y calma nuestra mente.

Cantar y bailar alejan nuestros pensamientos de preocupaciones, inquietudes y problemas. Por otra parte, reducen la angustia mental, calman el sistema nervioso y disminuyen el ritmo cardiaco. Además, cuando disfrutamos de la música con otras personas, reforzamos nuestras conexiones sociales y superamos la soledad.

4. Aromaterapia y aceites esenciales. Aunque las investigaciones sobre la eficacia de los aceites esenciales en nuestra salud son limitadas, la aromaterapia se ha convertido en una conocida forma de medicina alternativa para ayudar a la curación y la recuperación personal.

La aromaterapia utiliza aceites esenciales perfumados de plantas para mejorar el bienestar físico y emocional. Como se ha planteado anteriormente, el estrés, el miedo o las preocupaciones repercuten negativamente en nuestra salud mental y en nuestro sistema inmunológico, reduciendo la capacidad del organismo para combatir infecciones y enfermedades.

Se cree que los aceites esenciales estimulan los receptores olfativos y desencadenan respuestas emocionales positivas. También contribuyen a relajar el sistema nervioso. Estos remedios naturales pueden inhalarse directamente o añadirse a un baño caliente o difusor. También pueden aplicarse sobre la piel, y como viajan por el torrente sanguíneo, se cree que favorecen la curación de todo el cuerpo.

La aromaterapia se asocia con múltiples beneficios. El aroma inhalado de los aceites esenciales puede potenciar el aprendizaje, reforzar el sistema inmunológico, proporcionar alivio natural para el dolor, reducir la inflamación, mejorar el estado de ánimo e inducir el sueño. Los siguientes aceites poseen diversas propiedades:

Alivio del estrés

Lavanda, Bergamota, Manzanilla, Limón, Naranja, Pachulí, Vainilla.

Ansiedad/Miedo

Incienso, Jazmín, Lavanda, Bergamota, Manzanilla (romana), Madera de Cedro, Neroli, Pachulí, Rosa, Sándalo.

Tristeza/Duelo

Salvia, Bergamota, Manzanilla (romana), Incienso, Pomelo, Jazmín, Lavanda, Mandarina, Limón, Naranja, Rosa, Sándalo.

Sistema inmunológico

Eucalipto, Clavo, Lavanda, Árbol del té, Orégano, Incienso

5. Yoga. La palabra yoga significa "unión" y se refiere a una disciplina originaria de la India. Combina la meditación con técnicas de respiración y posturas físicas para conectar el cuerpo, la mente y el espíritu. Aunque el yoga empezó como una práctica religiosa, se ha hecho muy popular porque promueve el bienestar físico y mental. Se recomienda para la relajación corporal y la gestión del estrés.

La forma más común de yoga practicada en el mundo occidental es el Hatha yoga, aunque existen otros estilos. Algunas formas incluyen movimientos suaves, mientras que otras requieren un gran esfuerzo físico. Según los expertos, cada forma de yoga ofrece beneficios tales como: mayor serenidad y paz mental, cuerpos más esbeltos y tonificados, buen equilibrio y mayor flexibilidad.

La forma más segura para iniciar la práctica de yoga es participando en un curso para principiantes en un estudio, un gimnasio o por Internet. Un instructor te ayudará a familiarizarte con las distintas posturas, te dará consejos para evitar lesiones, te guiará para que respires correctamente y centrará tu atención en alinear tu cuerpo y tu mente. En el yoga, la repetición y la constancia son importantes para ganar confianza y lograr progresos. Para obtener los mejores resultados, procura practicarlo dos o tres veces por semana.

6. Hacer ejercicio. El movimiento es indispensable para controlar el estrés y estimular la serotonina y las endorfinas. El ejercicio es una de las formas más fáciles de reducir los niveles de estrés y distraer nuestra mente de las preocupaciones y frustraciones diarias. Cualquier forma de ejercicio, ya sea aeróbico, caminar o hacer deporte, puede servir para aliviar el estrés.

La actividad física actúa sobre nuestro estado de ánimo y permite que las preocupaciones pasen a un segundo plano. Es un estimulante mental ideal. Tras un paseo al aire libre, una excursión por la naturaleza, varias vueltas en la piscina o un partido de ráquetbol, por ejemplo, mejoramos nuestra capacidad para resolver problemas y regular nuestras emociones. Por tanto, la actividad física debe convertirse en una parte importante de todo plan de control del estrés. Cualquier forma de actividad física nos ayudará a desconectarnos y a recuperar el control de nuestras emociones, nuestro cuerpo y nuestra vida.

7. Jardinería, lectura y juegos de mesa. Estas son herramientas adicionales que pueden permiten aliviar el estrés. La lectura es una actividad educativa, relajante y agradable que proporciona estimulación mental y reduce el deterioro del cerebro. Las personas que leen con regularidad muestran niveles más bajos de estrés y depresión que las que no leen. Se cree que sus efectos positivos son similares a los de la meditación.

Para obtener los beneficios recreativos derivados de la lectura, te debes apartar el teléfono durante al menos 30 minutos y leer textos amenos en un lugar tranquilo, libre de interrupciones. Además, leer sobre las experiencias de otras personas puede resultar enriquecedor e inspirador. También puede ayudarte a adquirir sabiduría mientras te enfrentas a situaciones difíciles o hacer que olvides temporalmente tus preocupaciones.

La jardinería es una práctica que mejora el estado de ánimo y proporciona placer y alegría a mucha gente. Plantar árboles y crear hermosos jardines nos permite disfrutar de la luz del sol, respirar aire fresco, pasar tiempo al aire libre, conectarnos con la naturaleza y ejercitar todo el cuerpo. Además, un jardín puede ser un santuario para relajarnos y meditar.

Si empezar a hacer jardinería te parece complicado puedes experimentar aprendiendo a cuidar algunas plantas que no requieran muchos cuidados hasta que adquieras más destreza. No te desanimes cuando alguna se te muera, pues esto le ocurre incluso a los jardineros más experimentados. Obtén información y consejos de amigos, vecinos o en libros y revistas. También puedes unirte a un club de jardinería.

Los juegos de mesa han sido una forma muy popular de entretenimiento a lo largo de la historia. Ofrecen enormes beneficios mentales y emocionales a personas de todas las edades. Para empezar, permiten reducir el tiempo que pasamos con los dispositivos electrónicos, creando oportunidades de interacción con familiares y amigos.

Los juegos de mesa contribuyen a liberar el estrés al distraer la mente de las emociones difíciles. Cuando nos divertimos nos sentimos alegres, ya que nuestra mente olvida temporalmente nuestros problemas. Los juegos de mesa acercan a las personas por medio de la diversión y la risa, las cuales disminuyen los niveles de cortisol y aumentan las endorfinas. Socializar y establecer conexiones es una forma eficaz de generar felicidad.

Los juegos de mesa también sirven para aumentar la agilidad mental y proteger la salud de nuestro cerebro. Algunos juegos requieren atención a los detalles y el uso de habilidades críticas como la memoria, la lógica, la resolución de problemas y el pensamiento analítico. No hay duda de que los juegos sirven para mantener el equilibrio emocional, la agudeza mental y la alegría.

Para recordar:

- La respiración profunda reduce la frecuencia cardiaca y la tensión arterial, mejora el estado de ánimo, reduce el dolor y mejora el rendimiento.

- La meditación puede aliviar el estrés y la ansiedad sustituyendo los pensamientos caóticos por una sensación de calma y paz.

- Escuchar, tocar y componer música tiene efectos terapéuticos como la relajación y la reducción del estrés.

- La lectura es una actividad educativa, relajante y agradable que proporciona estimulación mental, reduciendo el deterioro mental.

- Los juegos de mesa son entretenidos y ofrecen enormes beneficios mentales y emocionales a personas de todas las edades.

Preguntas para reflexionar:

1. ¿Has experimentado alguna vez los efectos relajantes de la meditación? ¿De qué forma te ha beneficiado?

2. ¿Sueles compartir tus preocupaciones y sentimientos con familiares o amigos, o normalmente prefieres no hablar de ellos con nadie?

3. ¿Con qué frecuencia lees para relajarte o inspirarte? ¿Deberías hacerlo con más frecuencia?

Capítulo 12:

Exámenes médicos preventivos imprescindibles para adultos

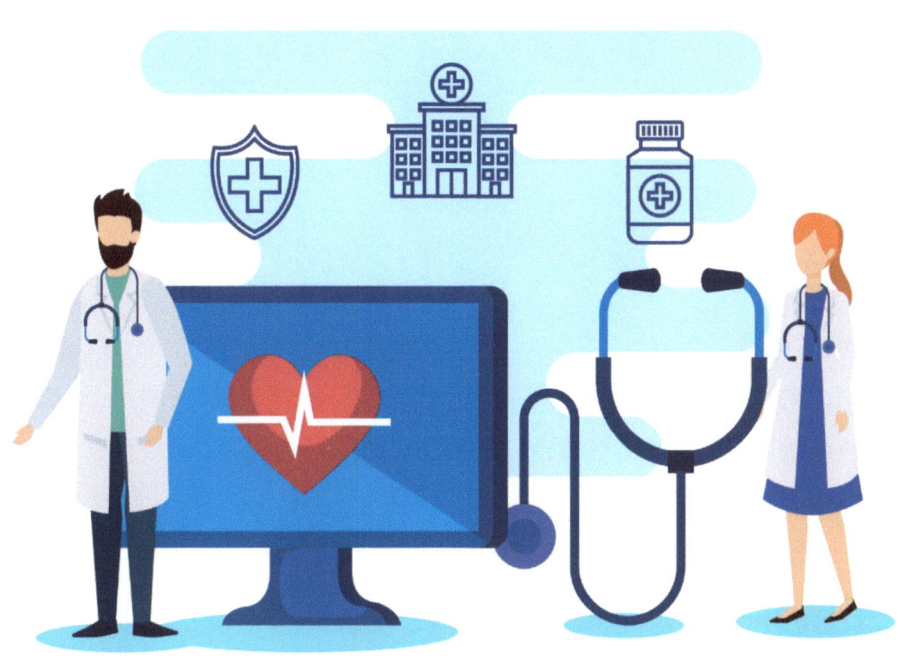

Consultar al médico para hacerte revisiones periódicas es un paso crucial para responsabilizarte por tu bienestar. Tu médico determinará el momento adecuado y la frecuencia de tus exámenes médicos en función de tu edad, tu estado general de salud y los antecedentes médicos de tu familia. La prevención es menos incómoda, dolorosa y costosa que encontrar una cura para cualquier enfermedad.

Las pruebas médicas preventivas ayudan a los médicos a evaluar el estado de tu salud y el de tus órganos, lo que les permite identificar tus riesgos potenciales de desarrollar enfermedades crónicas. El objetivo de la detección precoz suele ser hacer cambios en tu estilo de vida para reducir esos riesgos o tratar eficazmente los primeros síntomas de alguna dolencia.

Éstas son las pruebas más frecuentes que suelen requerir los médicos:

1. Prueba del colesterol: El control del colesterol se realiza mediante un análisis de sangre. Todos los adultos de 20 años o más deben someterse a un control del colesterol cada cuatro años, o más a menudo, si determinados factores te exponen a un riesgo mayor. El colesterol es una especie de cera que se encuentra en todas las partes del cuerpo, sobre todo en las venas y arterias. Es producida por el hígado a partir de la carne, las aves y los productos lácteos.

Los alimentos ricos en grasas saturadas y grasas trans hacen que el hígado produzca colesterol en exceso. Un nivel alto de colesterol en la sangre representa un riesgo para tu salud. Provoca enfermedades cardiovasculares, como cardiopatías y accidentes cerebrovasculares. Según los cardiólogos, cerca del 80% de las enfermedades cardiacas y los accidentes cerebrovasculares son evitables. Por eso debes ser consciente de tus niveles de colesterol.

Hay dos tipos de colesterol: El colesterol **LDL**, que se considera perjudicial, y el HDL, o colesterol bueno. Los niveles altos de LDL se acumulan en las paredes internas de las arterias que llevan sangre al corazón y al cerebro. Junto con los niveles altos de LDL, existen otros factores de riesgo de enfermedades coronarias como son la obesidad, la inactividad física y la diabetes. En lo que respecta al colesterol:

- Conoce tus niveles y evalúa tus riesgos
- Si son altos, cambia tu dieta y tu estilo de vida para mejorarlos
- Controla tus niveles incluso con ayuda médica
- A continuación, se ofrece una pauta general sobre los niveles de colesterol:

Directriz sobre los niveles de colesterol			
	Deseable	Frontera Alta	Alta
Colesterol total	Menos de 200	200 - 239	240 y superior

Colesterol LDL	Menos de 130	130 - 159	160 y superior
Colesterol HDL	50 y superior	40 - 49	Menos de 40
Triglicéridos	Menos de 200	200 - 399	400 y superior

2. Prueba de la presión arterial: Todos los adultos, a partir de los 18 años, deben medirse la presión arterial durante las revisiones periódicas o por medio de un instrumento disponible en casa. La presión arterial es un buen indicador de tu salud general. La hipertensión arterial es uno de los problemas cardiovasculares más frecuentes, pues daña las arterias y los principales órganos, como el corazón, los riñones y los ojos.

La presión arterial alta, también llamada hipertensión, expone a las personas a un alto riesgo de padecer enfermedades potencialmente mortales. Se la considera un "asesino silencioso" por su falta de síntomas, aunque en algunos casos puede producir dolores de cabeza, hemorragias nasales y dificultad para respirar.

Cuando la fuerza de la sangre que circula por los vasos es constantemente alta, el corazón debe trabajar más para impulsar la sangre. Cuando el corazón debe bombear sangre a través de unas arterias estrechas, aumenta la presión arterial. Si no se trata el problema de hipertensión, éste puede dañar los vasos sanguíneos y provocar insuficiencia cardiaca y renal, pérdida de visión, e incluso, disfunción sexual.

La presión arterial alta está asociada con algunos factores de riesgo, como la edad, los antecedentes familiares, el sobrepeso, la obesidad, la falta de ejercicio, el consumo de tabaco, la ingesta excesiva de sal, los niveles bajos de potasio, el estrés y el alto consumo de alcohol. A continuación, encuentras una tabla de niveles de presión arterial como referencia.

Niveles de presión arterial			
Categoría de presión arterial	Sistólica mm Hg (# superior)		Diastólica mm Hg (# inferior)
Baja	Menos de 90	y	Menos de 60
Normal	Menos de 120	y	Menos de 80
Elevado	120 - 129	y	Menos de 80
Alta (Hipertensión estadio 1)	130 - 139	o	80 - 89
Alta (Hipertensión Fase 2)	140 o superior	o	90 o superior
Crisis hipertensiva (Busca atención de urgencia)	Superior a 180	y/o	**Superior a 120**

3. **Prueba de riesgo de diabetes:** Este examen mide tus niveles de glucosa o azúcar en sangre para determinar si son normales o anormales. La prueba puede hacerse en ayunas o al azar durante el día. Se recomienda una prueba de glucosa y diabetes a todos los adultos a partir de los 45 años, a las personas con antecedentes familiares de diabetes o si tienes sobrepeso u obesidad, dado que las personas de cualquiera de estos grupos tienden a desarrollar este trastorno.

Cuando comes carbohidratos, tu cuerpo los convierte en glucosa para utilizarla como energía. Tener demasiada o muy poca glucosa en la sangre puede indicar un trastorno médico grave. La diabetes hace que aumenten tus niveles de glucosa.

Los niveles crónicamente elevados de azúcar en la sangre deben ser tratados o pueden llegar a provocar afecciones aún más graves, como enfermedad renal, insuficiencia cardiaca y ceguera. Si se diagnostica en una fase temprana, se tomarán las precauciones adecuadas antes de que se desarrollen las complicaciones. Utiliza la siguiente tabla como guía:

Tabla de glucosa en sangre			
Mg / DL	Ayuno	Después de comer	2 - 3 horas después de comer
Normal	80 - 100	170 - 200	120 - 140
Glucosa alterada	101 - 125	190 - 230	140 - 160
Diabético	126 +	220 - 300	200 y más

4. Colonoscopía: Esta prueba se utiliza para investigar problemas gastrointestinales y detectar signos de cáncer colorrectal. El cáncer de colon es muy frecuente, aunque si es detectado en sus primeras fases, puede ser tratado en el 90% de los casos aproximadamente. Además, la detección temprana puede mejorar los resultados del tratamiento correspondiente. Si no se detecta a tiempo, el cáncer de colon puede extenderse a otros tejidos y órganos.

Generalmente, las autoridades sanitarias recomiendan la colonoscopia a los 50 años, o antes, si tienes antecedentes familiares u otros factores de riesgo. Durante esta prueba, un médico utiliza una cámara de vídeo diminuta para ver el interior del colon y el recto en busca de cambios, irritaciones, pólipos (pequeños crecimientos) o cáncer. Si es necesario, se extirpan los pólipos y el tejido anormal durante la prueba.

5. Mamografía: Es una radiografía de los senos para detectar cambios en el tejido mamario que podrían ser cancerígenos. Las mamografías regulares reducen significativamente la mortalidad por cáncer de seno y hacen que el tratamiento precoz sea menos invasivo. Una mamografía anormal no siempre indica la presencia de cáncer, razón por la cual serán necesarias pruebas de seguimiento adicionales.

Aunque los expertos médicos no parecen ponerse de acuerdo sobre cuándo y con qué frecuencia debe llevarse a cabo una mamografía, muchos consideran que las mujeres deberían hacérsela anualmente a partir de los 40 años, o antes, si existen factores de riesgo. Las mujeres de 55 años o más pueden hacerse mamografías cada dos años si las pruebas anteriores han sido normales.

Las mamografías funcionan mejor cuando sus resultados pueden compararse con pruebas anteriores. Esto permite a los radiólogos identificar cambios en el tejido mamario. En cualquier caso, tu médico puede orientarte en función a tus antecedentes familiares y preocupaciones individuales. Las mujeres con parientes cercanos que han tenido cáncer de mama se consideran de alto riesgo.

Junto con las mamografías, se aconseja a las mujeres que se hagan exploraciones mamarias periódicas para detectar cambios anormales, como bultos, dolor, aspecto inusual de la piel o secreción del pezón.

Prueba de citología vaginal o Papanicolaou: Es una prueba diagnóstica femenina para detectar el desarrollo anormal de células alrededor del cuello uterino que podrían convertirse en cáncer. Sin duda, es una herramienta esencial para la salud femenina. Implica tomar muestras de células del cuello uterino que se envían a un laboratorio, además de un examen de la vagina, el útero y el recto.

Se recomienda que las mujeres de 21 a 65 años se hagan una citología vaginal cada dos años, o más a menudo, si hay resultados anormales. Si los resultados indican células cancerígenas o precancerígenas, tu médico exigirá otras pruebas y algún tratamiento.

Aunque el cáncer de cuello uterino es más frecuente en las mujeres mayores de 40 años, tu médico decidirá cuándo debes empezar a hacerte la prueba de citología en función de tus factores de riesgo. El cáncer de cuello de útero es una enfermedad progresiva, por lo que su detección precoz es crucial; si no se trata, puede extenderse a los ganglios linfáticos cercanos y al útero.

6. Prueba del cáncer de próstata: El cáncer de próstata es quizá el más frecuente entre los hombres mayores de 50 años, aunque rara vez causa síntomas antes de esa edad. El cáncer de próstata precoz puede descubrirse mediante un tacto rectal en una revisión física, un agrandamiento de la próstata o un análisis de sangre llamado antígeno prostático específico o PSA.

El PSA es un análisis de sangre que mide los niveles de antígeno prostático específico en sangre. Los antígenos son sustancias que provocan respuestas del sistema inmunitario de una persona. Los niveles de antígeno prostático específico pueden ser elevados debido al cáncer de próstata.

La detección de niveles elevados de PSA a partir de los 55 años ayuda a reducir el riesgo de cáncer de próstata. El nivel de PSA en sangre se mide en unidades denominadas nanogramos por mililitro (ng/ml). La probabilidad de tener cáncer de próstata aumenta a medida que sube el nivel de PSA, pero no existe un punto de corte específico que pueda determinar, sin duda, si un hombre tiene o no, cáncer de próstata.

Muchos médicos utilizan un punto de corte del PSA de 4 ng/ml o más para decidir si una persona puede necesitar más pruebas, mientras que otros pueden recomendarlo a partir de un nivel más bajo, como 2.5 o 3. Esto se debe a que un nivel inferior a 4 no garantiza por completo la ausencia de cáncer. Los hombres con un PSA entre 4 y 10 (lo que se denomina rango límite) tienen aproximadamente un 25% de probabilidades de tener cáncer. Si el PSA es superior a 10, la probabilidad de tener cáncer es superior al 50%.

Si tu doctor sospecha que tienes cáncer, probablemente ordene una biopsia de próstata. Sin embargo, debes comentar tus opciones con el médico para que te ayude a elegir las pruebas adicionales con las que te sientas más cómodo y los posibles tratamientos en función de tu edad y tus antecedentes familiares.

7. Pruebas de visión y audición: Los exámenes de la vista y el oído ayudan a los profesionales sanitarios a detectar problemas en estos importantes órganos sensoriales. Se busca prevenir que estas anomalías se desarrollen plenamente por medio de tratamientos adecuados a cada situación. Los niños y los adultos deben examinarse la vista y el oído periódicamente, según la edad y los riesgos potenciales.

Las actividades con computadoras, teléfonos y videojuegos pueden afectar la vista y los oídos si se utilizan de forma inadecuada. Las luces de las pantallas, la música alta y los ruidos pueden causar trastornos oculares y pérdida de la audición. Además, se recomienda llevar gafas para la luz azul y gafas de sol que protejan los ojos de los rayos ultravioleta.

Los adultos que no presenten síntomas de problemas oculares o auditivos deben someterse a una evaluación diagnóstica completa de ojos y oídos a los 40 años para prevenir la pérdida de la visión y de la audición, relacionadas con la edad. Alrededor del 60% de los adultos empezarán a experimentar algún grado de pérdida de la visión y la audición a los 60 años. Por tanto, los ojos y los oídos deben revisarse cada dos o cinco años.

8. Revisión dental: Es una inspección de los dientes, encías y tejidos bucales realizada por un dentista. Sirve para detectar caries tempranas, enfermedades de las encías y otros problemas de salud bucodental. Puede incluir una evaluación completa de la boca combinada con radiografías y otras pruebas diagnósticas.

Los problemas dentales pueden llegar a ser graves, dolorosos y muy costosos si no se tratan a tiempo. Considera a cada uno de tus dientes como una joya de incalculable valor que debes cuidar y proteger. Las personas con enfermedades de las encías pueden necesitar revisiones y tratamientos más frecuentes para evitar infecciones y la pérdida de los dientes.

La mayoría de los niños y todos los adultos deben someterse periódicamente a un examen dental completo y a una limpieza dental cada seis meses. Las revisiones también sirven para educar a la gente sobre las mejores formas de cuidar sus dientes y mantener buenos hábitos bucales.

Los buenos hábitos bucales incluyen:

- Lavar tus dientes después de cada comida por al menos dos minutos
- Usar crema dental con fluoruro
- Cepillarte los dientes dos veces al día (durante unos dos minutos cada vez)
- Utilizar pasta de dientes con flúor
- Usar hilo dental al menos una vez al día para eliminar las partículas de comida
- Sustituir el cepillo de dientes cada tres meses
- Llevar una dieta sana, evitando los dulces y las bebidas azucaradas
- No fumar

Para recordar:

- Las pruebas médicas y los exámenes periódicos son cruciales para la detección precoz de enfermedades crónicas.

- Mantener bajo control los niveles de colesterol y la presión arterial ayuda a prevenir los trastornos cardiovasculares.

- La diabetes puede provocar trastornos médicos graves como enfermedades renales, insuficiencia cardiaca y ceguera.

- Hacer mamografías y citologías regularmente reduce la mortalidad significativamente y hace que cualquier tratamiento temprano sea menos invasivo.

- Los niños y los adultos deben someterse periódicamente a revisiones dentales, visuales y auditivas para detectar problemas.

Preguntas para reflexionar:

1. ¿Te haces regularmente pruebas médicas preventivas para evaluar el estado de tu salud?

2. ¿Conoces tus niveles de colesterol, presión arterial y glucosa?

3. ¿Te has hecho alguna prueba para la prevención del cáncer?

4. ¿Cuándo fue la última vez que tuviste:

    - ¿Un examen de la visión?

    - ¿Una prueba de audición?

    - ¿Una revisión dental?

Capítulo 13:

Trastornos y enfermedades y crónicas prevenibles

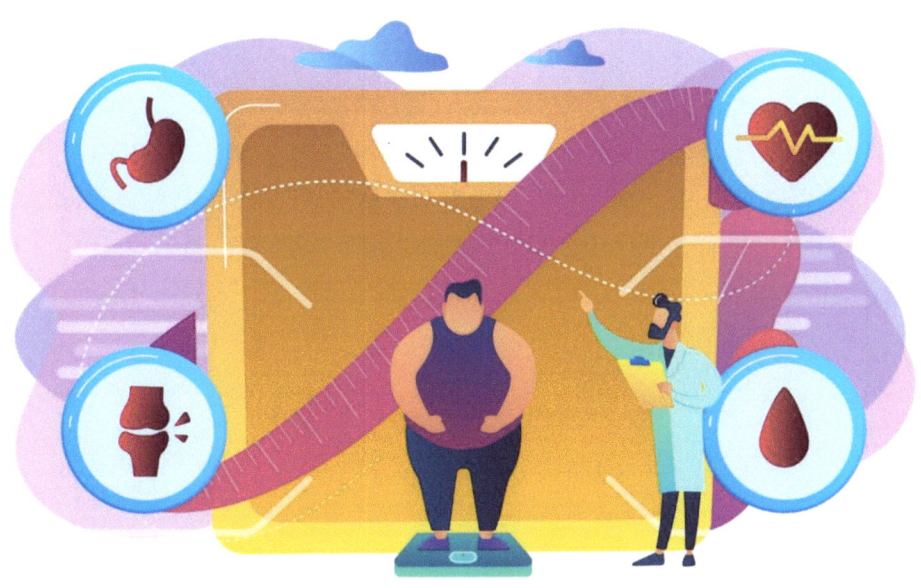

Como se ha señalado a lo largo de este libro, muchas enfermedades crónicas son causadas por malos hábitos y conductas imprudentes o negligentes. De este modo, si aprendemos a tomar decisiones adecuadas con respecto a nuestra salud a una edad temprana, podemos prevenir el desarrollo de varios trastornos graves.

Las enfermedades crónicas, como las cardiopatías, los accidentes cerebrovasculares, la diabetes y el cáncer, son los problemas de salud más comunes entre la gente y causan cerca del 70% de las muertes. En muchos casos, también provocan diversos tipos de discapacidad. Por otra parte, la diabetes es la principal causa de insuficiencia renal, ceguera y de amputaciones de las extremidades inferiores entre los adultos de 20 a 75 años.

Debemos tener presente que nunca es demasiado tarde para adoptar hábitos que reduzcan las devastadoras consecuencias de los trastornos críticos. Evidentemente, la mejor forma de controlar cualquier enfermedad crónica es la prevención, en lugar vernos obligados a buscar un tratamiento médico.

> **Los factores de riesgo más comunes para enfermedades crónicas:**
>
> Fumar
> Hipertensión arterial regulares
> Colesterol alto
> Obesidad
> Inactividad física
>
> Consumo excesivo de alcohol
> Falta de revisiones médicas
> No hacerse las revisiones recomendadas
> Antecedentes familiares
> Otras enfermedades como la diabetes

Enfermedad coronaria: El infarto de miocardio se produce cuando la sangre que fluye hacia el corazón se reduce considerablemente o se bloquea. La obstrucción suele deberse a una acumulación de grasa y al colesterol. En este caso, el cuerpo intenta reparar el problema generando un tejido que aumenta el grosor de la pared de la arteria o vena. A medida que se acumula más grasa y colesterol, el flujo de los vasos se dificulta aún más.

A veces una placa puede romperse y formar un coágulo que bloquea completamente el flujo sanguíneo. La falta de irrigación sanguínea puede destruir parte del tejido o músculo cardiaco; este daño no puede repararse ni revertirse.

Aunque los infartos de miocardio se consideran la mayor causa de muerte entre los adultos de mediana edad y las personas mayores, investigaciones y estudios médicos indican que esta enfermedad empieza a desarrollarse en muchos casos durante la adolescencia.

Por desgracia, la gente rara vez experimenta síntomas hasta que la enfermedad está muy avanzada. Algunas personas pueden tener leves señales de advertencia, como un dolor toráxico que no desaparece, y que suelen pasar por alto. Pero también puede ocurrir que un ataque se produzca repentinamente y que una persona muera, incluso antes de que aparezca algún síntoma.

Los síntomas habituales de un infarto de miocardio pueden ser:

- Dolor toráxico que puede sentirse como presión u opresión
- Dolor o molestias que se extienden al hombro, brazo, espalda, cuello o parte superior del vientre
- Mareo o vértigo
- Náuseas
- Falta de aliento
- Acidez o indigestión
- Sudor frío
- Fatiga

Un infarto de miocardio es una emergencia potencialmente mortal que requiere atención médica inmediata. Las posibilidades de supervivencia y recuperación dependen de la rapidez de la asistencia médica.

Accidente cerebrovascular o apoplejía: Es un ataque cerebral que se produce cuando un coágulo obstruye una arteria que alimenta parte del cerebro (trombosis o embolia,) o cuando se rompe una parte de una arteria o un vaso sanguíneo, provocando una hemorragia cerebral. Como consecuencia, la zona lesionada puede quedar parcial o permanentemente dañada, lo que perjudica el funcionamiento mental y físico controlado por la parte del cerebro afectada.

Los síntomas comunes de una apoplejía son:

- Dificultad para hablar y entender a los demás
- Entumecimiento o parálisis de un lado de la cara, brazo o pierna
- Visión borrosa, duplicada o ceguera temporal
- Dolor de cabeza intenso con mareos o náuseas
- Pérdida del equilibrio y la coordinación
- Pérdida repentina de la conciencia

Los síntomas y las consecuencias de las apoplejías son aterradores. Aproximadamente 1 de cada 3 casos es mortal, 1 de cada 3 provoca daños permanentes e irreversibles y 1 de cada 3 no tiene efectos duraderos. Por otra parte, una leve apoplejía puede indicar que la situación se puede complicar en el futuro.

Como es lógico, una apoplejía es una emergencia en la que la actuación urgente y la atención médica inmediata son cruciales. Por su parte, un tratamiento médico eficaz puede evitar la discapacidad como resultado de una apoplejía.

Diabetes de tipo 2: En este trastorno, el páncreas deja de producir insulina o no logra utilizarla adecuadamente. Por esta razón, se produce una baja absorción de la glucosa en las células y en el hígado que la almacena, lo cual causa un aumento de los niveles de glucosa en la sangre y en la orina. Muchas personas que tienen esta enfermedad no son conscientes de dicho trastorno, dado que los síntomas se desarrollan lentamente a lo largo de varios años. Sin embargo, las personas que padecen diabetes de tipo 2 suelen comer en exceso y tener sobrepeso.

Actualmente, aproximadamente 1 de cada 3 adultos tiene predisposición a la diabetes. Para prevenir esta enfermedad es necesario detectarla a tiempo y recibir el tratamiento adecuado. De esta forma, se pueden disminuir sus graves consecuencias, que incluyen ceguera, insuficiencia renal, lesiones nerviosas y cardiopatías, entre otras.

Los síntomas de la diabetes de tipo 2 son:

- Necesidad frecuente de orinar
- Sensación permanente de sed
- Sensación de hambre después de comer
- Pérdida repentina de peso
- Fatiga y cansancio extremos
- Curación lenta de cortes y heridas
- Irritación alrededor de los genitales
- Entumecimiento, hormigueo y dolor en manos y pies
- Visión borrosa

Independientemente de dónde te encuentres en la trayectoria de la diabetes 2, puedes controlar o revertir esta enfermedad haciendo cambios significativos en tu estilo de vida. El proceso de recuperación empieza cuando aprendes a controlar tu trastorno. Para lograrlo, tendrás que seguir los consejos de tu médico, someterte a exámenes o pruebas, medir regularmente tu nivel de azúcar en la sangre, perder peso, comer alimentos sanos, mantenerte activo y controlar el estrés.

Cáncer: Es el crecimiento y propagación incontrolados de células anormales. La división y el crecimiento celulares están controlados por los genes, que a veces funcionan mal y causan daños al organismo. El crecimiento celular excesivo puede ser benigno, es decir, inofensivo, o maligno, que se extiende a otros tejidos y órganos. Las células malignas pueden propagarse por el torrente sanguíneo o a través del sistema linfático.

La invasión de tejidos sanos por un tumor maligno se llama metástasis. Un tumor maligno tarda unos 10 años en desarrollarse y dañar vasos sanguíneos, nervios u órganos. Una vez que el cáncer ha hecho metástasis, suele ser incurable. Sin embargo, un tratamiento adecuado puede prolongar y mejorar la vida de un enfermo de cáncer. El tratamiento suele incluir cirugía, quimioterapia, radioterapia y cuidados paliativos.

Signos de advertencia o síntomas del

- Fatiga extrema
- Cambios de peso significativos no intencionados
- Problemas de alimentación como falta de apetito, indigestión, malestar, náuseas o vómitos
- Abultamiento o hinchazón bajo la piel
- Cambios en la piel, como llagas, enrojecimiento, oscurecimiento, lunares crecientes, etc.
- Hematomas inusuales
- Sangre en heces u orina
- Cambios en los hábitos intestinales o urinarios
- Hemorragia vaginal
- Tos persistente o dificultad para respirar
- Fiebre inexplicable o sudores nocturnos
- Problemas repentinos de visión o audición
- Dolor muscular o articular persistente
- Problemas neurológicos, dolores de cabeza y convulsiones
- Cambios importantes en la forma en que tu cuerpo funciona o se siente

El cáncer es la segunda causa de muerte en el mundo, aunque alrededor del 40% de los cánceres se pueden prevenir. Este padecimiento es causado por mutaciones genéticas, virus y exposición a sustancias químicas, tabaco, agentes cancerígenos, radiación, contaminación, etc.

La mejor forma de luchar contra el cáncer es prevenirlo o detectarlo antes de que se desarrolle plenamente o haga metástasis. Algunas acciones, como mantener un estilo de vida saludable o someterse a revisiones y pruebas periódicas para tener un diagnóstico temprano, pueden disminuir significativamente el riesgo de cáncer.

Para recordar:

- Siempre es posible adoptar hábitos que reduzcan lasconsecuencias devastadoras de las enfermedades crónicas.

- Un infarto de miocardio se produce cuando la cantidad sangre que fluye hacia el corazón es significativamente reducida o bloqueada.

- Los infartos de miocardio y los accidentes cerebrovasculares son emergencias potencialmente mortales que requieren atención médica inmediata.

- El cáncer es la segunda causa de muerte en todo el mundo, aunque muchos cánceres se pueden prevenir con un adecuado estilo de vida.

Preguntas para reflexionar:

1. ¿Temes que alguno de tus malos hábitos pueda llevarte a desarrollar una enfermedad crónica? Explica

2. ¿Conoces algún factor genético que pueda predisponerte a desarrollar un trastorno crónico?

3. Según la información de este capítulo, ¿tienes riesgo de desarrollar diabetes de tipo 2?

4. ¿Estás plenamente comprometido a mejorar tu salud?

Capítulo 14:

Impacto del medio ambiente en nuestra salud

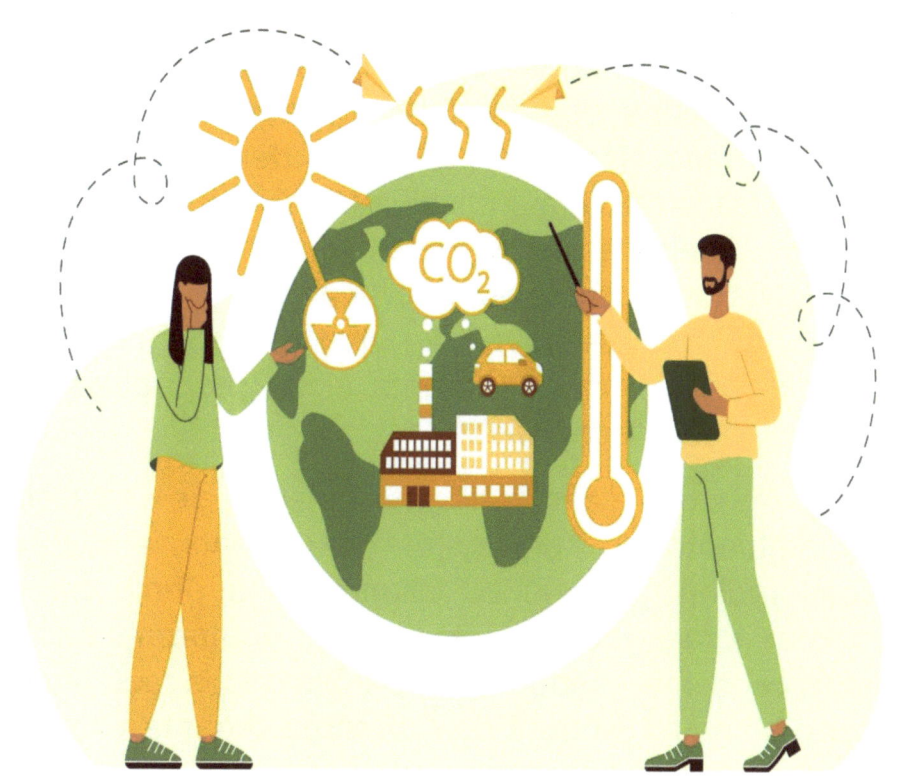

Responsabilidad de proteger el planeta y nuestra vida

Nuestra salud física y mental está directamente relacionada con la forma en que manejamos nuestro espacio individual y nuestro entorno. El reto de compartir la Tierra con más de 8.000 millones de personas nos obliga a ser conscientes y a reexaminar el impacto que nuestras acciones y hábitos tienen en el medio ambiente.

Estamos llamados a aumentar las buenas prácticas medioambientales y a reconocer que nuestro bienestar y seguridad personales están ligados a nuestras responsabilidades comunes para preservar el planeta que habitamos. Resolver la crisis del calentamiento global exige acciones individuales y colectivas, para evitar las incalculables pérdidas humanas provocadas por incendios forestales, huracanes, inundaciones, sequías, subida del nivel del mar y otros desastres naturales, así como el aumento en la propagación de enfermedades infecciosas.

En vez de caer en un estado de fatalismo medioambiental o de desarrollar sentimientos de desesperación y ansiedad climática, la gente podría optar por tomar medidas eficaces y comprometerse a llevar a cabo una gestión responsable de los recursos de nuestro planeta. Se trata de una tarea urgente y factible que requiere soluciones restauradoras para evitar nuevos desastres ecológicos. Tenemos la obligación de preservar la extraordinaria belleza de la naturaleza y el tesoro de sus innumerables recursos.

En nuestro vasto mundo, es fácil suponer que los esfuerzos individuales para combatir el calentamiento global no tienen efectos importantes a escala mundial. Sin embargo, no debemos olvidar que una persona media emite a la atmósfera un promedio de 7 toneladas de CO_2 al año. Así pues, los comportamientos individuales en relación con el uso de la energía, el transporte y el consumo, contribuyen a la contaminación de carbono.

Sin duda, los habitantes de los países más desarrollados generan una mayor huella de carbono que los de las naciones menos desarrolladas, aunque estos últimos suelen sufrir las consecuencias más graves. Las catástrofes relacionadas con el clima aumentan la pobreza y el sufrimiento humano cuando destruyen viviendas e infraestructuras críticas, obligando a grandes poblaciones a emigrar.

Cada persona tiene la responsabilidad moral de prevenir el cambio climático reduciendo su huella individual de carbono. Ya no es posible esperar que los gobiernos creen políticas que promuevan el desarrollo sostenible y la preservación de los recursos para las futuras generaciones. Cada uno de nosotros debe tomar conciencia de la forma en que debe modificar su propio estilo de vida para proteger el planeta.

Dado que cada persona contribuye a incrementar el problema de la contaminación medioambiental, a todos nos corresponde formar parte de la solución. Para empezar, los ciudadanos pueden reducir su huella personal de carbono, tomando decisiones inteligentes en relación con el uso de la energía, el transporte y la alimentación. Por otra parte, también es indispensable modificar nuestros hábitos de compra.

La generación y el consumo de energía tienen un impacto directo en el medio ambiente, especialmente en el caso de los combustibles fósiles. Sin embargo, la electricidad procedente de fuentes renovables, tales como la energía solar y la eólica, no provoca emisiones de efecto invernadero ni contaminación atmosférica. He aquí algunas recomendaciones para reducir el consumo de energía:

- Apagar las luces y desenchufar los aparatos cuando no se usen
- Comprar electrodomésticos y productos electrónicos de alta eficiencia
- Utilizar bombillas LED
- Usar aislantes en las viviendas para reducir el consumo de aire acondicionado y calefacción
- Ajustar el termostato a 78 grados en verano y 70 grados en invierno
- Utilizar agua fría al lavar la ropa

El transporte es la principal causa del calentamiento global en todo el mundo. Los autos, camiones, aviones, barcos y trenes liberan un número importante de contaminantes a la atmósfera. Por lo tanto, debemos comprometernos a tomar medidas para modificar nuestros hábitos de transporte a fin de reducir las emisiones de gases de efecto invernadero. Para frenar los efectos perjudiciales del transporte sobre el clima, las personas podemos:

- Reducir el tiempo que pasamos conduciendo y volando
- Hacer viajes más cortos y evitar hacer escalas
- Utilizar el transporte público cuando sea posible
- Conducir vehículos que consuman menos combustible, manteniéndolos en buen estado
- Caminar o montar en bicicleta cuando sea posible
- Compartir el coche para ir al trabajo o utilizar servicios de transporte compartido
- Vivir más cerca del trabajo o trabajar desde casa si el trabajo lo permite

La reducción del consumo de energía, junto con la conservación del agua son vitales para la protección del medio ambiente. El agua dulce y limpia es un recurso limitado y el crecimiento de la población ejerce una presión adicional sobre su disponibilidad. Dado que millones de personas en el mundo no tienen fácil acceso al agua; quienes sí lo tenemos debemos utilizarla con prudencia. Algunos consejos para prevenir el desperdicio de agua son:

- Ser conscientes de nuestro uso individual de agua y promover su conservación
- Tomar duchas más cortas
- Cerrar el grifo al cepillarnos los dientes o afeitarnos
- Instalar cabezales de ducha de bajo caudal
- Revisar y reparar las fugas de agua
- Adquirir lavadoras y lavaplatos Energy Star
- Hacer sólo lavados a plena carga
- Evitar lavar los platos a mano
- Regar las plantas con prudencia

Nuestros hábitos alimenticios y de compra también contribuyen en gran medida a la contaminación del aire y del agua. Por lo tanto, adoptar una dieta más sostenible y un consumo responsable de productos permitirá que reduzcamos nuestra huella de carbono individual y colectiva.

- Comprar menos comida
- Controlar la sobrealimentación y evitar el desperdicio de alimentos
- Reducir al máximo el consumo de carne
- Comprar frutas y verduras de temporada
- Comprar productos con envases biodegradables
- Evitar los articulos con envases de tamaño individual
- Almacenar correctamente los alimentos en casa
- Donar los alimentos sobrantes a bancos de alimentos u otras organizaciones similares
- Llevar siempre bolsas reutilizables al supermercado

La producción y distribución de alimentos, tanto de carnes como de verduras y frutas, tienen efectos adversos sobre los ecosistemas y la biodiversidad del planeta. Estos contribuyen a agotar los recursos naturales y generan importantes residuos en los vertederos. Sin embargo, algunos alimentos causan más daño que otros. Por ejemplo, las emisiones de gases de efecto invernadero de la ganadería son mucho mayores que las relacionadas con el cultivo de frutas y verduras. Las siguientes acciones pueden ayudar a reducir nuestra huella de carbono alimentaria:

Aunque a la mayoría de la gente en todo el mundo le encanta salir de compras, pocos nos detenemos a considerar las implicaciones perjudiciales de este hábito. Para empezar, el aumento en la adquisición de productos baratos que se desechan fácilmente contamina aún más nuestro medio ambiente. Y, obviamente, cuantos más productos compramos, mayores son las cantidades que se deben fabricar.

Además, el crecimiento sin precedentes de las compras en línea también ha empezado a tener consecuencias negativas para el medio ambiente. El comercio electrónico está provocando un aumento significativo de las emisiones de gases de efecto invernadero mucho mayor que el que generan las compras en persona.

El empaquetamiento y envío individual de productos, en vez de pedidos a gran escala, genera una mayor cantidad de desechos de embalaje y ocasiona un incremento excesivo del transporte. Las compras en línea han empeorado los hábitos de compra ya que un gran número de consumidores solicitan entregas rápidas, las cuales requieren un mayor consumo de energía. Los comportamientos de compra conscientes, responsables y éticos incluyen:

- Ser conscientes de nuestros hábitos de gastos
- Convertirnos en consumidores considerados
- Rechazar envases, bolsas y productos plásticos
- Hacer compras en empresas que respetan el medio ambiente
- Cambiar las prácticas medioambientales en las industrias de las que somos clientes
- Comprar en comercios locales de venta directa al público
- Reutilizar y reciclar frecuentemente
- Abstenerse de comprar por impulso y adquirir sólo lo necesario
- Prolongar la vida útil de nuestras posesiones
- Reparar los objetos que se pueden arreglar en lugar de comprar otros nuevos
- Evitar seguir las tendencias de la moda
- Cocinar en casa en lugar de pedir comida para llevar
- Evitar cualquier tipo de despilfarro y no elegir ir de compras como forma de diversión

Cada uno de nosotros es responsable de la lucha contra el cambio climático. Nuestra respuesta humana al bienestar de la Tierra debería estar directamente relacionada con un freno a nuestra obsesión consumista y con un aumento de los esfuerzos de protección medioambiental. Reducir las compras compulsivas es una de las mejores formas de mejorar nuestros hábitos medioambientales, porque cuanto menos compremos, más amables seremos con nuestro planeta. Otra alternativa es apoyar las entidades y programas que promueven estilos de vida sostenibles y que construyen sociedades respetuosas del medio ambiente.

Impacto del entorno en nuestro bienestar

Sin duda, la mayoría de la gente prospera en entornos limpios y bien organizados, porque el orden y la salud mental suelen ir de la mano. En general, las personas que mantienen sus casas y áreas de trabajo bien organizadas tienden a ser más productivas, felices y sanas que las que no lo hacen. Es evidente que los espacios sucios o desordenados tienen un impacto negativo nuestro estado de ánimo, haciéndonos sentir frustrados, ansiosos, e incluso, deprimidos.

Un espacio ordenado nos brinda tranquilidad y aumenta nuestra sensación de bienestar. Acciones rutinarias como hacer la cama después de levantarnos cada día nos ayudan a prepararnos para afrontar otras responsabilidades. Y aunque de niña yo solía detestar esta tarea por considerarla una pérdida de tiempo, pronto comprendí que, en efecto, se trataba de un hábito muy útil para desarrollar. En mi experiencia, esta simple rutina diaria refuerza mi autodisciplina y logra levantarme el ánimo.

La forma en que mantenemos nuestro espacio personal puede fomentar hábitos que nos benefician o nos perjudican. Un ambiente prolijo contribuye a reforzar nuestra motivación para emprender diversos retos y nos hace más productivos. En contraste, los entornos desordenados promueven comportamientos negativos y nos impiden llevar a cabo tareas relevantes. Por esta razón, si has decidido llevar una vida sana y productiva, asegúrate de mantener espacios que favorezcan la consecución de estos objetivos, evitando aquellos que refuercen tus conductas negativas o nocivas.

Es necesario aclarar que no existe un método ideal para mantener el orden y la organización de un lugar. Por un lado, hay personas que prefieren dedicar algún tiempo a limpiar y ordenar un área pequeña de su hogar u oficina, de manera que esta tarea no les resulte abrumadora. Sin embargo, otras optan por tomar uno o dos días para arreglar y limpiar sus espacios personales, porque lograrlo les da mayor satisfacción.

Independientemente de la estrategia que elijas, los siguientes consejos te ayudarán a evitar el problema del caos ambiental:

Deshazte de los objetos innecesarios que ocupan espacio y dificultan la tarea de limpiar y organizar tu casa.

Dona objetos personales que están en buenas condiciones, pero que no son imprescindibles para ti. Tener menos posesiones hace que tengas más espacio disponible.

Desarrolla un sistema de organización doméstica que funcione bien para tu familia, utilizando el criterio de "un lugar para cada cosa y cada cosa en su lugar".

Incluye rutinas de limpieza en tu plan semanal y conviértelas en una prioridad.

Sé coherente con el orden y la limpieza. No dejes que las cosas sean caóticas antes de optar por organizarlas.

Si no te gusta limpiar o si no encaja en tu rutina habitual, **contrata a alguien para que** realice esa tarea por ti.

Vivir en una casa limpia y ordenada tiene grandes beneficios para la salud, como:

- Mejorar el sueño y el Descanso
- Reducir el estrés, la ansiedad y la depression
- Mejorar las relaciones interpersonales
- Promover el desarrollo de hábitos más saludables
- Aumentar las actitudes positivas y la felicidad personal

Para recordar:

- Los comportamientos individuales en relación con el uso de la energía y el transporte contribuyen en gran medida a la contaminación ambiental.

- El crecimiento sin precedentes de las compras en línea tiene consecuencias nefastas para el medio ambiente.

- Todo el mundo debe hacerse responsable por la lucha contra el cambio climático.

- La mayoría de las personas prosperan en entornos limpios y bien organizados, porque la organización y la salud mental van de la mano.

- La forma en que mantenemos nuestro espacio personal puede promover hábitos nocivos o saludables.

Preguntas para reflexionar:

1. ¿Crees que los esfuerzos individuales para evitar el cambio climático pueden contribuir a salvar nuestro planeta? Explica

2. ¿Qué acciones puedes emprender tú para reducir tu huella de contaminación?

3. ¿Qué impacto tiene tu espacio personal en tu salud física y mental?

4. ¿Qué deberías hacer para mantener tu casa en orden?

www.ingramcontent.com/pod-product-compliance
Lightning Source LLC
Chambersburg PA
CBHW040440040426
42333CB00033B/66